U0209155

# 医学数据分析方法与技术研究

刘尚辉　刘　佳　马佳明　著

科学出版社

北京

# 内 容 简 介

　　随着医学现代化技术的飞速发展以及医学大数据时代的到来，各种类型的医学数据需要人们去感知、理解和响应，更需要研究人员用现代科学技术手段挖掘其中蕴含的实用价值。本书围绕整个医学数据科研和应用的完整流程，论述了医学数据的来源、数据预处理、数据分析、可视化以及实际应用。本书还详细阐述了生物信息学和网络药理学的研究方法与技术应用，供相关科研人员参考。本书列举了大量相关医学分析实例，具有实用性和可操作性，便于读者深入理解和快速掌握解决医学实际问题的方法与技术。

　　本书可作为医学专业的医学数据分析相关课程的教材，也可作为广大非医学专业读者的阅读参考书。

**图书在版编目（CIP）数据**

医学数据分析方法与技术研究/刘尚辉，刘佳，马佳明著.—北京：科学出版社，2021.8
　ISBN 978-7-03-069594-9

　Ⅰ.①医… Ⅱ.①刘… ②刘… ③马… Ⅲ.①医学统计-统计分析-研究　Ⅳ.①R195.1

中国版本图书馆 CIP 数据核字（2021）第 167374 号

责任编辑：宋　丽　吴超莉 / 责任校对：赵丽杰
责任印制：吕春珉 / 封面设计：东方人华平面设计部

科学出版社 出版
北京东黄城根北街 16 号
邮政编码：100717
http://www.sciencep.com
北京九州迅驰传媒文化有限公司 印刷
科学出版社发行　各地新华书店经销
*
2021 年 8 月第 一 版　开本：B5（720×1000）
2023 年 10 月第二次印刷　印张：14　插页：5
字数：297 000
定价：116.00 元
（如有印装质量问题，我社负责调换〈九州迅驰〉）
销售部电话 010-62136230　编辑部电话 010-62135120-2005

# 前　言

当前,医学领域正处在数字化高速发展的新时代,在医学数据分析的推动下,医学领域取得了许多突破性的进展。随着数据分析技术与医疗领域不断融合,医学数据资源、计算能力、算法模型等基础条件日臻成熟,医学数据分析的方法与技术正逐步成为医疗行业迅速发展的推动力量,在基因组学、医学影像、临床决策支持、药物研发、健康管理、病理分析等众多领域已有广泛应用。医疗领域通过数据分析可以产生巨大的效益,即不仅能够提高医疗的治疗效果,还能削减成本支出。数据分析正在帮助医疗系统发现其发展中的瓶颈,有助于解决住院、治疗、用药及管理等方面的问题。可以预见,未来全球医疗数据分析市场将迅猛发展。

在医学领域充分应用数据科学和信息技术已经成为有识之士的共识,健康医疗数据必将成为社会经济发展的新动能及国家重要的基础性战略资源。医学数据实质上就是各种医学活动产生的数据结果,其数据量庞大、种类多样、类型复杂、来源广泛。由于医学本身的严谨性,对其数据进行分析和应用有别于其他领域,更要注重数据本身的特点、适用条件和分析方法,并对分析结果进行客观评价。医学研究离不开对大量医学数据的管理与分析,数据分析指通过一定的分析方法从收集的大量数据中提取有价值信息的过程。利用数据分析技术挖掘医学数据不仅能发现其中蕴含的科学规律,更能提升医疗服务质量和服务水平,其在疾病的诊断与预测、发病机理研究、临床决策和精准医疗等许多方面有着重要的作用。

本书作者从事医学数据分析工作多年,以丰富的实践经验及特有的敏锐视角在本书中阐释了医学数据分析的核心理论知识、代表性医学数据库、数据分析平台、常用的分析方法与技术和分析工具。在此背景下,本书作者结合多年来在医学数据分析领域的研究工作经验,通过为读者解读医学相关的数据分析方法和技术,期望为新时期的医学数据理论与实践做出一份贡献。

医学数据的产生、管理和分析处理方法有其独特性。本书遵循医学数据的业务特点阐释相关理论知识,在此基础上依据数据处理的流程,渐次阐明医学数据的采集处理、建模与分析等研究思想;针对不同类型数据,作者通过大量实例给读者呈现了较为全面的分析方法和技术手段,提炼出适用于医学数据分析应用的实用解决方案。

　　本书分为三篇，共 11 章。上篇（第 1 章至第 3 章）为医学数据概论，阐述了医学数据概述、分析过程及可视化方法等内容；中篇（第 4 章、第 5 章）为生物信息学与网络药理学数据分析，完整、详细地介绍生物信息学和网络药理学数据分析过程，突出了当前较先进的分析方法与技术手段，列举了大量创新应用案例，揭示了生命现象的本质及其背后的分子作用机制；下篇（第 6 章至第 11 章）为医学数据统计分析，从数据的本质进行阐述分析，以实现对统计分析方法精髓的理解与应用，利用 SPSS 数据分析工具对各种类型数据资料做差异的比较、相关性及相关程度的分析和生存资料的分析等。全书图文并茂，着重阐述医学数据分析的完整过程和具体应用，针对不同类型的医学数据给读者呈现出全面的分析步骤、分析方法和技术支撑，并从常用分析平台的使用方法与技巧上增强本书的可读性和可操作性。

　　本书从内容组织到表达方式都体现了医学业务的特色，具有较强的实用价值。

　　由于作者水平有限，书中难免有疏漏和不足之处，敬请读者不吝指正。

# 目　　录

## 上篇　医学数据概论

# 下篇　医学数据统计分析

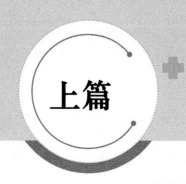

# 医学数据概论

　　本篇内容主要包括医学数据概述、医学数据分析过程及其可视化方法。详细阐述医学数据的基本特征、来源、完整的数据分析过程以及不同类型数据对应的分析及可视化方法，并结合实例介绍医学科研中数据分析及统计图形制作的技术。

# 第1章 医学数据概述

数据是信息的载体，反映了客观事物的特征与状态。随着信息技术和互联网的发展，数据种类、形式和数量都日益增多，对数据的获取、管理、分析已经成为助力各个行业决策的重要信息资讯。全球的信息化浪潮也促进了医学信息的电子化、数字化，如电子病历的普遍应用、医疗仪器设备自动化和数字化、人体与生物组学深入研究等都使得医学数据不断增长，越来越凸显复杂化和多样化。揭示这些医学数据中蕴含的医学规律和知识对促进医学研究发展，以及疾病的预防、诊断和治疗都具有重要的意义。

## 1.1 医学数据来源

医学数据的数据量庞大、种类繁多、类型复杂、来源广泛[1]，其主要来源可以概括为如下几方面。

### 1. 患者病史记录

患者病史记录数据量大、形式多样，不仅包括患者的基本信息、症状、医学检测和住院病例等，还包括患者就医后身体状况的变化记录。病史记录是医学数据的最直接来源，包含医生的问诊及医嘱、临床检验及生理指标、影像及超声检查以及基因检测资料等[2]，其中，医学影像数据包括人体 X 射线、电子计算机断层扫描（computed tomography，CT）、磁共振成像（magnetic resonance imaging，MRI）、病理等资料，不仅是医疗机构工作重要的诊疗依据，也是医学图像数据的重要组成部分。医学影像文件所占用的存储空间较大，常规的一次 CT 扫描为 10MB 量级，X 光机的胸片可达 20MB，而心血管造影的图像可达 80MB。影像信息被数字化后所形成的结构多样、存储庞大的海量数据是数据分析与挖掘的难点和重点。

### 2. 医学研究数据

医学研究数据来源于实验室基础实验数据、生物标志物信息数据、临床试验研究的多组学信息、药物和毒性数据信息等，以及由此产生的图表、图谱等。这类数据信息量大，研究和使用的价值也高，但数据类型更为复杂多样且较为离散，多为非结构性数据，难以整合。随着医学研究的深入，只就某一方向（如基因组）不能很好地解决医学问题，因而有人提出从整体的角度去研究人体组织器官的功能和代谢的状态，解释人类疾病的发病机制，多组学的研究就此产生。组学信息数据包含基因组、转录组、蛋白质组、代谢组、甲基化组、微生物组以及相互作用组等。以人为例，成年人的体细胞数量约有 40 万亿个，其中绝大多数细胞都含有一套基因组，即 30 亿个碱基对。人体的微生物数量甚至 10 倍于人的体细胞数量，每个微生物又都有基因组、转录组、蛋白质组和代谢组等。各组学内部和它们之间又存在着各种各样的相互作用组和网络，如蛋白质互作网络、细胞信号传导网络、基因调控网络、代谢网络、遗传互作网络以及人脑连接网络等。药物、毒性物质、营养、生活方式、化学小分子等数据积累也日益增多，其药物结构、药理、靶点、作用机制和通路、副作用等也是重要的研究数据。

**3. 统计数据和重大疾病监测数据**

这部分数据来源于国家及权威部门和一些组织的信息发布，具有数据质量高和利用价值高等特点。

1）国家行政部门及卫生机构发布的数据

这类数据包括各级卫生行政部门、各级各类医疗卫生机构发布的卫生、疾病和计划生育统计调查数据，以及其他监测系统发布的报告、卫生和计划生育统计年鉴等。例如，卫健委、中国疾病预防控制中心及其监测系统发布的《中国居民健康素养监测报告》《中国居民营养与慢性病状况报告》；公安部交通管理局提供的道路交通伤害的数据信息；中国国家体育总局定期公布的国民体育锻炼及体质达标率等数据。

2）人口普查数据

我国是人口大国，人口问题是可持续发展的核心问题，通过人口普查对各个时期的人口资料及健康水平进行分析研究至关重要。全国人口普查每 10 年进行一次，我国从 1953 年开始初次人口普查，到 2020 年已经进行七次全国人口普查。

3）出版物调查数据

国内一些出版物涵盖了很多调查统计数据。例如，《中国卫生健康统计年鉴》是一部反映中国卫生计生事业发展情况和居民健康状况的资料性年刊，收录了全国及 31 个省、自治区、直辖市卫生健康事业发展情况和目前居民健康水平的统计数据，以及历史重要年份的全国统计数据（如各类医院诊疗人次数、各地区人口出生率和死亡率、各类致病因素、食源性疾病暴发报告情况等）[3]。

国外则包括全球疾病负担研究和世界银行的数据库，世界卫生组织、联合国儿童基金会公布的报告及全球卫生观察站数据库等[3]。

#### 4. 网络信息系统数据

随着互联网的高速发展，源于互联网的网络医学数据也非常多，内容包括医学政策制度、实时新闻、医学知识、专题讲座以及网站等。这部分数据在线更新快，可以随时查阅和使用，但数据质量难以保证，结构分散无序。用于医学研究的网络数据一般是基于网络的信息系统数据库，包括以医学文献检索和文本信息为主的医学文件数据源，涵盖书籍、期刊、论文、会议、报告、标准、档案、索引、文摘及全文等文献的多种信息形式，如国内的中国知网（China National Knowledge Infrastructure，CNKI）、万方、维普数据库和国外的 PubMed 和科学引文索引（Science Citation Index-expanded，SCIE）等数据库，这些医学文件数据源数据质量可靠，但更新相对滞后，数据信息提取较为困难。

#### 5. 可穿戴设备数据

可穿戴设备是直接穿戴在身上，或是配置到衣服上的一种便携式产品，可以通过软件支持以及数据交互、云端传输来实现对人体一些生理指标的采集。例如，Watch 类的智能手表、智能手环，Shoes 类的智能运动鞋，Glasses 类的各种眼镜等。它们通常应用到生命体征和运动健康状况的监测上，这些电子设备应用传感器技术直接或间接地和人体接触，对人体的生理计量数据如心率、脉搏、呼吸、葡萄糖等数据进行实时的传输和监测，提供健康状况的数据支持。

#### 6. 其他来源

其他来源主要包含医疗保险报销、健康护理、药物使用、地理位置、经济和环境信息及其他管理类医学数据。

## 1.2　医学数据的特点及应用

医学资料是对人类观察的各种表现，其采集和使用因其特殊性受到各种制约，人们需要清楚地了解医学数据的特点及特有的应用方法。

## 1.2.1 医学数据的特点

医学研究的对象主要是人体，以及与人的生命健康有关的各种因素，且人体又普遍存在个体差异和不同的精神心理状况，因此，医学研究数据呈现的特点与其他学科领域和科学实验的数据也有所不同，有其独有的特点。

### 1. 数据量大

随着医学的不断发展，医学领域数据量越来越大，通常在 TB（1 099 511 627 776B）级到 ZB（1 180 591 620 717 411 303 424B）级。以目前生物信息学常用的美国国立生物技术信息中心的基因表达综合数据库（Gene Expression Omnibus，GEO）数据为例，截止到 2021 年 1 月 24 日，GEO 收录了超过 14 万套数据，来自 21 783 个平台，包含 4 161 642 个样本。其中，人类的数据就有 60 822 套，来自 5 785 个平台，包含将近 216 万个样本。

### 2. 维度的多样性和异质性

医学数据的形式可以是一维数据，如心电图、人体生理参数（血压、心率等）、化验指标（血小板计数、甘油三酯等）；二维数据，如超声、MRI、正电子发射计算机断层显像（positron emission tomography，PET）等；高维数据，如生物组数据、人体数据，目前已发现人体中有 3 万多信使 RNA（messenger RNA，mRNA）、上万个微小 RNA（micro RNA，miRNA）以及 9 万多个长链非编码 RNA（long non-coding RNA，lncRNA），也就是说，一套普通的 mRNA 转录组数据，对于每个样本来说，其维数为 3 万多。医生的问诊、病情的描述一般为非结构化的语言文本信息，这些都很难采用明确的词语来表述，无法标准化。这些特点都为医学数据分析带来了很大的复杂性和难度。

### 3. 高噪声

噪声数据指数据中存在异常或错误的数据，干扰后续操作和分析。医学数据在产生过程中很难避免噪声的干扰，如医学实验操作、医疗设备和人员信息采集等都会引入噪声。在数据分析时应选择对噪声敏感度低的方法进行数据分析，或先进行降噪处理再进行分析，以确保分析结果的准确性。

### 4. 数据缺失、冗余和不一致

医学数据的缺失也是很常见的现象，因为医学数据的收集和处理环节是脱节的。医学病例很多都是不完整的，如在记录信息的时候因重视程度不够而被忽视、漏填或对数据不理解而错填信息，也可能因为对特定的对象来说，属性值不存在，如未婚者的配偶信息或男性、儿童的生育信息等。医学数据也可能包含重复、无意义甚至相互矛盾的记录，如相同疾病的症状、检验结果和治疗措施可能都一样，从而造成数据重复。此外，检测值和患者的健康情况不符合也有可能是机器性能、人员的误操作或样本受到污染和干扰等众多因素造成的。

### 5. 数据含义的解释不一致

对医学数据的解读很多时候依赖于医疗工作者的经验。同一数据，不同专业、不同经验的医生可能会有不同的理解，尤其是当被解释的医学数据横跨多个学科领域并互相关联时，就更可能因为主观经验和偏见出现解释上的不一致。

### 6. 对隐私的敏感度高

医学数据大多和患者相关联。根据患者的数据做出的诊断信息，会涉及患者的私密信息，尤其是这些私密信息在日常生活中被不可预见侵扰时就会产生隐私问题。未被授权的研究人员或机构泄露患者的私密信息，不仅会使患者产生不信任感，更会引起违法问题，带来各种隐患。因此，对患者提供的医学数据进行分析前都要得到授权或隐去可识别的患者身份信息，严格遵守法律和伦理约束[4]。

## 1.2.2　医学数据的应用

接下来，结合几个医学问题来说明医学数据应用的一些基本状况，更具体、全面的分析方法和技术应用后续篇章会进行介绍。

### 1. 数据统计与挖掘的应用

数据统计在生物医学研究中常采用假设检验（或称为"显著性检验"）方法，其是研究随机现象的常用方法，适用于小规模数据集，具有容易理解、运行速度快的特点。数据挖掘是指通过分析大量的数据，发现其中隐藏的内在联系和知识，并以模型或规则来表达这些知识。数据统计与挖掘常用的方法很多，如相关与回归、分类、聚类、关联规则等。

【例 1.1】已知 10 名 20 岁男青年身高（cm）与前臂长（cm）的数据，试分析二者之间的关系。

这是一个简单的线性相关（correlation）的应用实例。线性相关是分析两个变量的相关关系的方向和密切程度的统计方法。如果分析两个变量在数量上的依存关系或者由一个变量推测另一个变量，则采用回归分析方法。简单的线性回归研究一个应变量和一个自变量间的线性关系，如体重随着身高的变化情况。多重线性回归研究一个应变量和多个自变量之间的线性关系，如预测人体的摄氧量与年龄、体重、性别、心率、运动时间的回归关系；用门诊接待人数、住院人数、病床利用率和病床周转率估算医院住院人数等。

【例1.2】以 SEER 数据库中 1990～2014 年间的乳腺癌数据为研究对象，原始数据中每条记录共有 133 个字段，剔除与乳腺癌不相关的字段，选取诊断时年龄、婚姻状况、种族、肿瘤部位、组织学形态、肿瘤分期、肿瘤分级、肿瘤尺寸、雌激素水平、孕激素水平、放疗情况、化疗情况 12 个字段作为相关因素。每个记录都有已经证实的肿瘤患者 5 年的生存情况（尚存活、死于乳腺癌）。要求根据已知记录分析乳腺癌的预后因素，辅助医师对患者的预后进行有效评判。（例题来源：基于 SEER 数据库利用机器学习方法分析乳腺癌的预后因素[5]。）

这是一个分类（classification）的应用实例。分类是指基于已知所属类别记录的特征数据，将待分类的数据映射到给定的类别中。分类可以用于预测，如癌症的早晚期分类、医学图像分类等。常用的分类方法有朴素贝叶斯分类、逻辑回归、决策树、支持向量机、K-最邻近（K-nearest neighbor，K-NN）算法等。

【例1.3】以某大学本科生为研究对象，对其体质健康测试数据进行研究，评价该校学生体质健康状况的结构特征。体测项目有身高、体重、肺活量、坐位体前屈、立定跳远、1 000m（男）/800m 跑（女）、引体向上（男）/仰卧起坐（女）。身体质量指数（body mass index，BMI）=体重（kg）/[身高（m）]$^2$。试根据《国家学生体质健康标准》中的身体形态、身体功能、身体素质和运动能力评价标准，对男女不同的项目分别进行聚类节点分组，再进行聚类分析，确定最优聚类数：A 类（体型正常，身体素质和运动能力良好）、B 类（体型偏瘦，生理生化功能差）、C 类（超重或肥胖，身体素质和运动能力差）。（例题来源：某中医药大学学生体质结构特征的聚类分析[6]。）

这是一个聚类分析（cluster analysis）的应用实例。聚类是指对数据进行有意义的分组，通过对对象进行分组，使相似的对象归为一类，不相似的对象归为不同类。聚类的时候，并不关心某一类是什么，需要实现的目标只是把相似的对象聚到一起。聚类最常用的方法是 K-均值聚类（K-means clustering，K-Means）算法。聚类常用于医学图像分割、医学研究热点的分析、知识图谱研究等。

2. 机器学习算法的应用

机器学习是一类算法的总称，其通过大量历史数据进行学习并找出数据之间的规律和模式，常用于预测或者分类。任何通过数据训练的学习算法的相关研究都属于机器学习。机器学习可以划分为两大类：一类包括传统统计学学习算法，如决策树、逻辑回归、支持向量机、K-最邻近算法等；另一类是基于神经网络的机器学习方法，也就是深度学习算法。

【例 1.4】病例资料来自 2018 年 1~12 月在某些医院经过冠脉造影确诊的 199 例不稳定型心绞痛（unstable angina，UA）患者。收集这 199 名 UA 患者的基本资料、中医四诊信息及临床常规检测指标并进行综合分析，构建冠心病不稳定型心绞痛肾虚血瘀证诊断模型。临床信息主要内容包括：患者基本资料、既往病史、生命体征、肾功能、血脂、心电图、冠脉造影结果、中医四诊信息、全球急性冠脉事件登记（global registry of acute coronary events，GRACE）评分（对急性冠脉综合征中的不稳定型心绞痛，和急性非 ST 段抬高型心肌梗死的危险程度进行医学评估）和 Gensini 积分（对冠状动脉复杂病变的评分）。以其中 30 个具有显著差异的中西医资料（$p<0.05$）作为自变量，构建 UA 肾虚血瘀证诊断反向传播（back-propagation，BP）神经网络模型，如图 1-1 所示。同时，为了进行比较，研究者也构建了其他分析模型，结果证明构建的神经网络模型的训练集和测试集的准确率、灵敏度和特异度均优于其他模型。（例题及图片来源：基于多种算法对冠心病不稳定型心绞痛肾虚血瘀证诊断模型的研究[7]。）

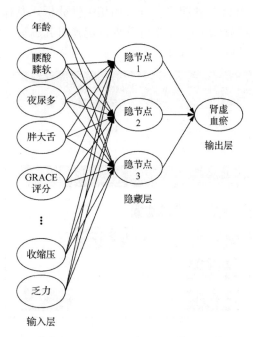

图 1-1　构建的冠心病不稳定型心绞痛肾虚血瘀证诊断深度学习模型

这是一个基于 BP 神经网络深度学习的应用实例。深度学习起源于对人工神经网络的研究，一般指具有多层结构的网络，常采用由输入层、隐藏层和输出层构成的三级网络结构模式，可以通过训练自动确定层与层之间的连接权重，控制误差传播方向。深度学习可以自动提取低层特征，通过组合低层特征进行多层次的非线性变换，形成更加抽象的高层表示属性类别或特征，即可完成复杂的分类学习任务，尤其在医学文字、图像、语音识别方面远胜于传统的机器学习算法。深度学习算法包括卷积神经网络、前馈神经网络、递归神经网络等。

3. 医学数据库分析平台的应用

除了应用分析算法来进行医学数据分析外，也可以利用网络数据库集成分析功能来进行某些专门功能的分析。例如，通过 Kaplan-Meier Plotter 数据库平台来分析基因与癌症生存率的相关性。Kaplan-Meier Plotter 平台的主要功能是基于 Meta 分析的生存生物标志物的发现和验证。数据库的来源包括 GEO、欧洲基因组-表型档案（the European Genome-phenome Archive，EGA）和美国推出的癌症基因组图谱（The Cancer Genome Atlas，TCGA），能够评估 54K 基因（mRNA、miRNA、蛋白质）对 21 种癌症类型生存率的影响，包括乳腺癌（$n$=6 234）、卵巢癌（$n$=2 190）、肺癌（$n$=3 452）和胃癌（$n$=1 440）。

【例 1.5】STAT2 基因与乳腺癌生存率的相关性分析。具体分析步骤如下。

（1）进入 Kaplan-Meier Plotter 平台首页，选择对乳腺癌（Start KM Plotter for breast cancer）进行分析，如图 1-2 所示。

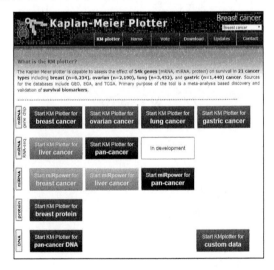

图 1-2　Kaplan-Meier Plotter 平台首页

（2）输入 STAT2 基因。在 Survival（生存率）栏中可以选择 OS（总体生存率）、RFS（无复发生存率）、DMFS（无远处转移生存率）、PPS（进展后生存率），应用较多的是 OS 和 RFS，这里选择 RFS。单击"Draw Kaplan Meier Plot"按钮生成所需图片，如图 1-3 所示。

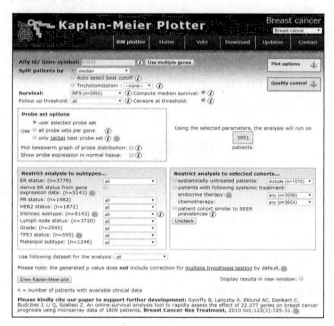

图 1-3　Kaplan-Meier Plotter 分析 STAT2 在乳腺癌中的生存率

（3）得到生存曲线和 $p$ 值，如图 1-4 所示。$p<0.05$，表明有统计学意义，即 STAT2 基因与乳腺癌生存率有相关性。

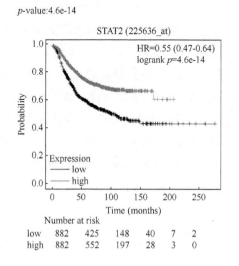

图 1-4　STAT2 基因与乳腺癌生存率关系图

图 1-4 中，横坐标 Time(months)表示时间点（月）；纵坐标 Probability 表示生存概率，即每个时间点（月）存活患者的比例；logrank $p$ 表示用 Log-rank Test 算法来评估两条生存曲线的差异是否具有统计学显著性；HR 表示两组研究对象的风险比；Number at risk 是曲线上各时间点（月）所对应的暴露于结局风险人数；low 表示生存率较低的组；high 表示生存率较高的组。

# 1.3  医学数据库简介

医学研究离不开医学数据，除了医疗机构记录的患者诊疗信息和实验室数据外，更多的研究数据来源于高质量的医学公共数据库和医学文献数据库。本节将介绍几种常用的医学公共数据库的基本信息和数据获得方法，以及一些使用频率较高的医学文献数据库，以便研究人员查询。

## 1.3.1  常用医学公共数据库

### 1. NCDB

美国国家癌症数据库（National Cancer Database，NCDB）是由美国外科医师学会和美国癌症学会联合组建的肿瘤学数据库，其数据来源于医院注册数据，是世界上最大的癌症注册机构之一[8]，其首页如图 1-5 所示。NCDB 常被用来分析和跟踪恶性肿瘤患者的治疗过程和结果。该数据库存储记录数量巨大，涵盖全美超过 70%的新诊断癌症病例和超过 39 400 万个历史记录。

NCDB 人群由在美国外科医师学会癌症委员会（the Commission on Cancer，CoC）认可的癌症计划中接受过某些癌症治疗（或诊断）的患者组成。NCDB 数据库内容包括人口学特征（年龄、性别、种族、保险类型等）、合并症、肿瘤及其特征、患者生存预后情况，以及包括手术、RT、化疗等在内的治疗情况。获取该数据库数据的方法是，通过申请成为 CoC 认证的癌症计划的研究者，进而获取 NCDB 的公用共享子集。

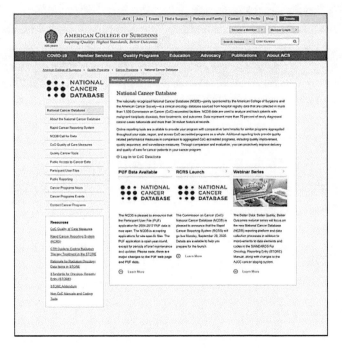

图 1-5　NCDB 首页

## 2. SEER

SEER（Surveillance，Epidemiology，and End Results）是美国癌症临床数据的重要数据库，其存储了美国上百万恶性肿瘤患者的患病情况信息。SEER 数据库通过 SEERStat 软件管理数据并定期发布新的数据。全世界医学科研人员均可通过申请获取肿瘤数据，这为缺少肿瘤临床数据的科学研究提供了很大的帮助。SEER 数据库中的肿瘤数据资源样本量大，覆盖美国约 28%的癌症患者，包含多种类型的癌症，这使得该数据库的资源有较高的利用价值。

SEER 数据库中的数据包括呼吸系统、肠&直肠、泌尿系统、淋巴&白血病、消化系统、女性生殖、男性生殖、乳腺及人口学基本统计数据。图 1-6 所示为在 SEER 数据库中查询癌症数据。

要从 SEER 数据库中下载数据，必须先进行注册，此后方可通过邮件获得下载数据的账号与密码。数据可以通过网站数据链接直接下载，或使用 SEER 官网提供的 SEERStat 软件进行下载。

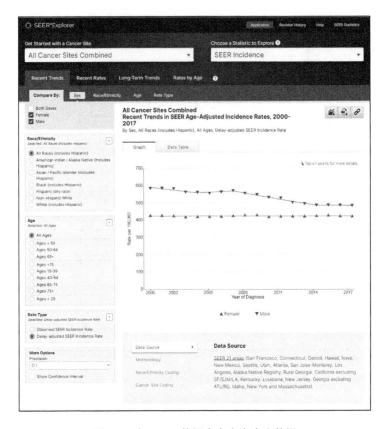

图 1-6　在 SEER 数据库中查询癌症数据

### 3. TCGA

癌症基因组图谱（The Cancer Genome Atlas，TCGA）是由美国国家癌症研究所和国家人类基因组研究所合作开发的数据库。TCGA 数据库共覆盖人体 60 个组织/器官的 38 种癌型及其亚型，每种癌症都涉及关键基因组变化的全面、多维的图谱。TCGA 数据库储存有 2.5PB 的数据，对超过 11 000 名患者的肿瘤组织及配对正常组织进行了描述，目前已被广泛应用于医学研究领域[9]。TCGA 数据库中包含癌症基因表达数据、miRNA 表达数据、拷贝数变异、DNA 甲基化、SNP 等及其临床样本信息。默认情况下，TCGA 的数据检索和下载是通过 Genomic Data Commons（GDC）Data Portal 实现的，如图 1-7 所示，数据量小于 50MB 时可以直接下载，较大的数据需要使用官方提供的下载工具 GDC Data Tool 下载。

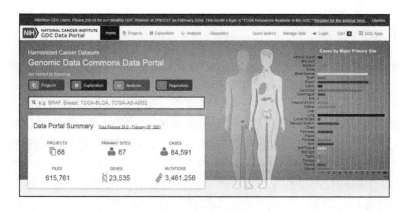

图 1-7　GDC Data Portal

## 4. GEO

高通量基因表达（Gene Expression Omnibus，GEO）数据库是由美国国家生物技术信息中心（National Center for Biotechnology Information，NCBI）创建并维护的基因表达数据库，收录了世界各国研究机构提交的高通量基因表达数据。目前已经发表的论文中涉及基因表达检测的数据基本都可以通过该数据库查询到，是当今世界上最大、最全面的公共基因表达资源库，其中主要是芯片和转录组测序数据，其首页如图 1-8 所示。除储存数据外，其还自带在线分析工具 GEO2R，基于此工具可以对部分 GEO 样品数据进行基因差异表达分析。GEO 数据库中的数据都可免费获取和使用。

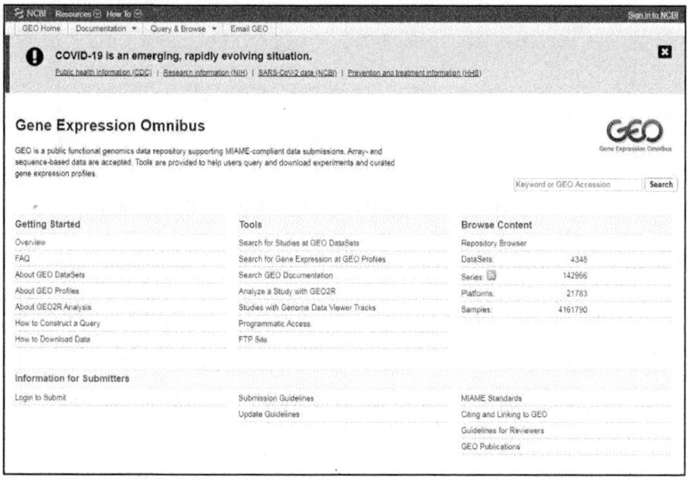

图 1-8　GEO 数据库首页

5. CHNS

中国健康与营养调查（China Health and Nutrition Survey，CHNS）是北卡罗来纳大学（the University of North Carolina，UNC）与中国疾病预防控制中心营养与健康中心联合开展的大规模的社会健康调查。该研究旨在探索中国社会经济转型和计划生育政策如何影响居民的健康和营养状况，研究内容包括社区组织、家庭和个人经济、人口和社会因素的现状和变化，为研究居民膳食结构和营养状况变迁提供了丰富的信息，图 1-9 所示为 CHNS 发布的加速血压升高的生物指标数据。CHNS 队列研究调查数据分别在"中国疾病预防控制中心信息中心"和 UNC 的"中国健康与营养调查"项目网站中提供数据共享。除社区数据外，CHNS 数据是面向公众的。社区数据也可以通过与 UNC 人口中心签订保密协定而获得使用权，用户需先注册，通过邮件获取密码，才可以登录网站。

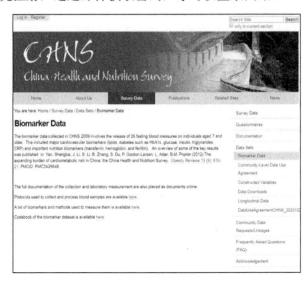

图 1-9　CHNS 发布的加速血压升高的生物指标数据

6. CKB

中国慢性病前瞻性研究（China Kadoorie Biobank，CKB）项目是中国医学科学院与英国牛津大学联合开展的慢性病国际合作项目。这是一个通过建立中国健康人群队列和基于人体血液分析的基础健康数据库，从多个角度（如遗传、环境和生活方式等）研究中国人群的健康情况，以及常见慢性病的相关因素、发病机理及流行规律。该项目在中国 10 个省（区）开展，包括体检、问卷、抽血等调查工作，共涉及 51 万余人，成功随访了 15 年，目前为止已进行了三次重复调查。

目前，CKB 数据共享平台已经上线，项目基线调查数据也已优先对中国的科研人员开放申请。申请者应为具有医学研究经验的公共学术机构、卫生服务组织或慈善研究组织的雇员，需在网站上提交申请，图 1-10 所示为 CKB 数据获取页面。

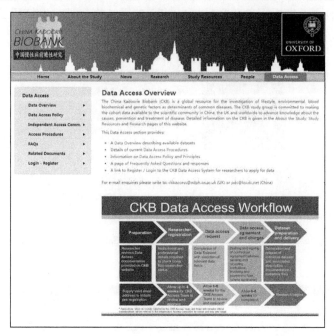

图 1-10　CKB 数据获取页面

### 7. MedPix

医学影像数据库和图书馆（The National Library of Medicine presents MedPix）是免费的开放式在线访问数据库，其中包含医学图像、教学案例和临床主题数据，集成了图像和文本元数据，包括 12 000 多个患者案例，9 000 个主题和超过 59 000 张图像，其首页如图 1-11 所示。该数据库的主要使用者包括医师和护士、专职医疗人员、医学生、护理生以及其他对医学知识感兴趣的人。访问者可按患者症状和体征、诊断、器官系统、图像形式和图像描述、关键字以及特约作者等形式进行搜索查询。

### 8. PDB

蛋白质数据库（Protein Data Base，PDB）是美国布鲁克海文（Brookhaven）国家实验室创建的，由结构生物信息学研究合作组织（Research Collaboratory for Structural Bioinformatics，RCSB）进行维护，其首页如图 1-12 所示。PDB 是目前

最主要的收集生物大分子（蛋白质、核酸和糖）2.5维（以二维的形式表示三维的数据）结构的数据库，是通过 X 射线单晶衍射、核磁共振、电子衍射等实验手段确定的蛋白质、多糖、核酸、病毒等生物大分子的三维结构数据库。其内容包括生物大分子的原子坐标、参考文献、1 级和 2 级结构信息，也包括了晶体结构因数以及 NMR 实验数据等。

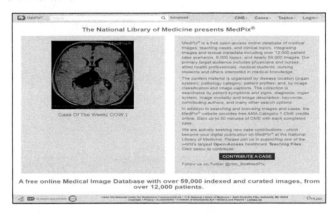

图 1-11　MedPix 数据库首页

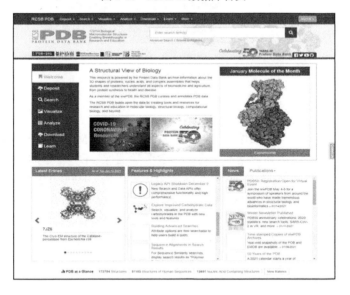

图 1-12　PDB 首页

若要查找蛋白质结构，在检索框中输入关键字或名称，即可在线观看蛋白质结构，或者下载三维蛋白质数据文件，下载类型选择 PDB file（text），并用写字板打开文本文件即可查看数据内容。

## 1.3.2 常用医学文献数据库

国内外有很多医学文献数据库，包含多种医学文献类型，涉及生物医学领域的各个学科，为医学研究提供专业、权威的检索。它们各有所长，便于研究人员使用。

1. 国内常用医学文献数据库

国内常用医学文献数据库如表 1-1 所示。

表 1-1　国内常用医学文献数据库

| 数据库名称 | 网址 |
|---|---|
| 中国生物医学文献服务系统 | http://www.sinomed.ac.cn/ |
| 中国知网 | https://www.cnki.net/ |
| 万方数据知识服务平台 | http://g.wanfangdata.com.cn/index.html |
| 维普资讯中文期刊服务平台 | http://lib.cqvip.com/ |
| 临床医药学知识互动平台 | http://cmkd.juhe.com.cn/Main.html |

2. 国外常用医学文献数据库

国外常用医学文献数据库如表 1-2 所示。

表 1-2　国外常用医学文献数据库

| 数据库类型 | 数据库名称 |
|---|---|
| 文摘型数据库 | EMBASE.com（荷兰，《医学文摘》） |
| | BIOSIS Preview（美国，《生物医学文摘》） |
| | CA（Chemical Abstracts，美国，《化学文摘》） |
| 全文型数据库 | Elsevier ScienceDirect（荷兰，爱思唯尔全学科的全文数据库） |
| | Springer（德国，施普林格电子期刊全文数据库） |
| | EBSCOhost（美国，史蒂芬斯数据库） |
| 引文检索数据库 | SCI（Science Citation Index，美国，《科学引文检索》） |
| 循证医学数据库 | Pubmed（美国，医学文献检索） |
| | WILEY Cochrane（美国，循证医学图书馆） |

# 第 2 章 医学数据分析过程

数字化的医学数据有文字、图像、声音、视频等多种形式，如何分析和利用它们，挖掘出隐含在数据中的规律和关系，是当今医学数据研究分析的热点。医学数据分析有其自身的技术方法与流程。

## 2.1 医学数据分析流程

医学数据分析是指对医学相关信息进行分析，其目的是通过对医学数据的分析找出存在其中的有价值的规则和规律，从而为大众带来更健康、更有效的医疗服务。整个分析流程可以分解为提出问题、数据理解、数据采集、数据预处理、数据分析、分析结果解析等，如图 2-1 所示。

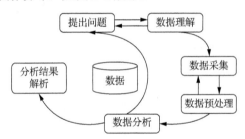

图 2-1　数据分析处理流程

### 1. 提出问题

提出问题即明确分析目的，即在具体问题中准确提炼出需要分析的具体目标，这也是后续数据分析处理的基础。例如，要研究大学生的日常生活习惯，研究者先要明确研究目标，是研究大学生的生活习惯中哪些影响因素（如睡眠、饮食结构等），还是分性别研究男生、女生在生活习惯上的差异，或者是大学生群体和其他群体的对照分析。研究问题的不同直接影响着数据采集的内容和分析方法的选择。

### 2. 数据理解

医学数据分析是为了解决医学领域相关问题，数据理解就是利用医学知识来认识数据。例如，分析饮食与疾病的关系、糖尿病与高血压的发病关系，需要分析者对相关医学知识有足够的了解才能确定分析的指标并进行分析。只有对相关医学知识有深入的理解才能有效地采集和组织数据。从数据理解获得分析指标的过程如图 2-2 所示。

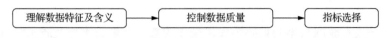

图 2-2　从数据理解获得分析指标的过程

### 3. 数据采集

医学数据采集是指获得医疗相关数据的过程。在已步入信息化时代的今天，医学数据采集通常是指通过计算机技术的支持，利用计算机、通信、医疗仪器等对指定的目标数据源实时进行信息资源采集、抽取的过程。当今的医学数据大多是线上医学行为产生的数据，大多数医院已经实现了信息化，各种检查结果全部实现了数字化，包括影像科的 CT、MRI 等图像也都是数字化的，医院内部的电子病历和各种数字化的检查结果可以直接通过网络传送到计算机服务器系统中保存，以便后期的提取与利用。

### 4. 数据预处理

因为医学数据专业性强，研究样本多，原始数据结构混乱，所以常会出现不完整、不一致和"噪声"。数据采集后要对数据进行质量控制，用以及时发现和标记异常数据，只有提高数据的质量才能使数据分析结果真实可靠。数据预处理一般包括数据清洗、数据整合、数据变换、数据精简等过程。

### 5. 数据分析

医学数据分析包括结构化、非结构化数据的分析。数据结构和研究的目的决定了分析的方法，每种方法又有不同的技术和算法可以选择。例如，将已经采集的原始数据希望通过数据分析划分成若干事先未知的类别，或找出未知的隐含关联，就可以采用描述性数据挖掘算法，如聚类、关联规则分析等。

### 6. 分析结果解析

得到分析结果后，还需要对分析方法的性能做出评价，确定准确率、错误率等各项性能指标。若结果的指标达不到目标要求，则需选择其他的分析方法重新分析。对患者而言，其最关心的是数据分析结果与解析，要结合专业的医学知识对结果做出正确的揭示，同时将数据分析结果以表格或可视化图形等方式展示，使结果清晰明确、易于理解。

# 2.2 医学数据采集

数据采集是获取数据的重要手段，采集的数据数量、类型及质量将直接影响后续的分析结果。因此，必须在数据采集的源头上把好关。医学上还有大量数据是早已存在的，需要提取出来才能进行应用。

## 2.2.1 医学数据采集概述

### 1. 数据采集方式

数据采集是为数据分析利用做准备。数据采集一般分为传统的人工采集和自动化采集两种方式。人工采集对未形成文档资料的内容比较适用，如各种形式的访谈、社会调查问卷等信息的收集与处理，比较适合主观性强且灵活多变的场合[10]。随着计算机技术与医学信息化技术的发展，自动化医学数据采集越来越普遍，现在医学数据体量较大，产生医学数据的领域及场合也非常多，如基于互联网的网上医学数据、各种医学实验数据、医疗机构每天产生的各类数据等都需要用自动化技术来采集。例如，对医院内部的医疗档案、影像资料、检验资料和管理文档等的采集，是利用自动化采集技术在一些配套设备配合下对大规模客观数据进行采集，是在计算机软硬件系统平台上对一些医疗设备（如各种生命体征监测器、传感器等）输出结果的采集。

### 2. 数据采集方法

根据采集数据的类型不同，数据采集可以使用不同的方法，目前主要采用的方法有传感器、爬虫、录入、导入、接口采集等。

（1）传感器采集：指将传感器监测到的数据传送到计算机系统中。

（2）爬虫采集：针对网络上的医学信息的采集。给爬虫程序设置好数据源网址后，其即可选择性地爬取网页数据。

（3）录入采集：指通过系统录入界面将已有的数据录入到系统中。

（4）导入采集：指针对已有的批量结构化数据通过导入工具将其导入到系统中。

（5）接口采集：指通过应用程序接口（application programming interface，API）将其他系统中的数据转移到本系统中。

### 3. 数据采集步骤

（1）确定采集内容和平台。根据研究目的确定需要采集的相关内容，选择利于工作开展的软硬件设备和系统平台。

（2）确定采集方法。了解采集对象的数据结构，制定合理的采集方案，选择合适的采集策略和方法。

（3）确保采集数据的完整性。对需要采集的数据进行开放式获取，确保采集的数据的完整性，并对数据进行整理、归类。

（4）数据整理。对不同样式或格式的数据做必要的整理，进行类型或格式转换，确保数据格式的一致。

（5）采集数据的存储保存。构建合适的数据库，以便数据的存储和分析应用，也可以采用云端的数据共享模式。

## 2.2.2 医学结构化数据的采集

医学结构化的数据结构明确，一般以二维表的形式存储在关系数据库中。医学结构化数据主要来源于医院的管理系统、临床检验的系统、临床信息系统、结构化的电子病历及大型的医学相关数据库等。

### 1. 关系型数据库

数据模型是信息模型在数据世界中的表示形式，可将数据模型分为三类：层次模型、网状模型和关系模型。关系模型是采用二维表格结构表达实体类型及实体间联系的数据模型，所有数据都表示为数学上的关系，如表 2-1 所示。关系数据库就是建立在关系模型基础上的结构化数据。

**表 2-1　关系模型**

| 住院号 | 姓名 | 性别 | 出生日期 | 住院科室 | 婚否 | 病情 |
|---|---|---|---|---|---|---|
| 20191001 | 张小丽 | 女 | 03/15/95 | 外科 | F | 胫骨骨折 |
| 20191002 | 王家艺 | 男 | 07/14/84 | 皮肤科 | T | 带状疱疹 |
| 20191003 | 徐丽 | 女 | 02/02/78 | 呼吸内科 | T | 肺炎 |
| 20193004 | 陈冬梅 | 女 | 09/12/63 | 消化科 | T | 胃痉挛 |

### 2. 医学数据库数据的采集

国内外有很多各种类型的医学数据库，存放着大量研究人员的科学研究成果，为研究者提供了获取医学数据最直接的途径，科研人员可以从各种大型的医学数据库中直接下载整理好的共享数据。这种方法不仅方便快捷，而且因为数据是共享的，可以被世界各国的研究人员下载使用，方便对结果进行分析比较。本文以 GEO 数据提取为例来介绍如何从医学数据库获取研究数据。

【例 2.1】从 GEO 中提取肝癌环状 RNA（circRNA）研究数据。具体的操作步骤如下。

（1）检索肝癌环状 RNA 信息。输入 GEO 网址，进入 NCBI 主页，搜索数据选择 GEO DataSets（数据集），如图 2-3 所示，如果搜索某个基因表达量可选择 GEO Profiles（由 DataSets 中所有样品的单个基因的表达测量结果组成的数据库）。本例选择数据集，输入检索关键字 HCC（hepatocellular carcinoma，肝细胞癌）和 circRNA，如图 2-4 所示，单击"Search"按钮进行检索。

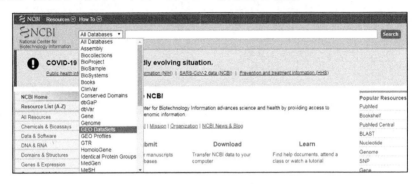

图 2-3　检索 GEO 数据集信息

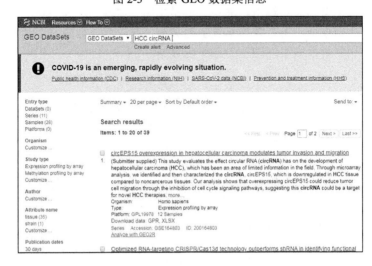

图 2-4　检索肝癌环状 RNA 的数据集信息

（2）选择数据集。仔细阅读检索出来的每一个条目，选择一个感兴趣的条目信息并单击。这里选择的是查询到的第 10 个条目，如图 2-5 所示。从条目介绍中可以确认该数据集记录的物种为人类、数据集编号为 GSE97332、平台为GPL19978，有 14 个样本数据。

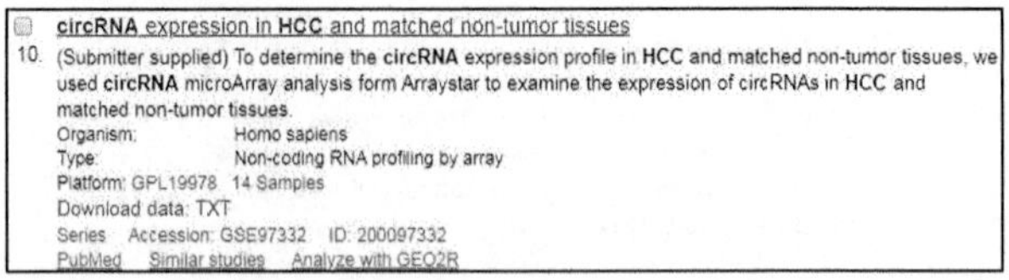

图 2-5　检索到的数据集信息简介

（3）确认数据集的详细信息。单击条目标题后就进入了数据集 GSE97332 的详细信息介绍界面，如图 2-6 所示。从样本信息中可以看到，这 14 个样本中的前 7个是正常组织（normal tissue）样本，后 7 个是肿瘤组织（tumor tissue）样本。数据下载链接显示在 Download family 中。GEO 中数据类型的说明如表 2-2 所示。

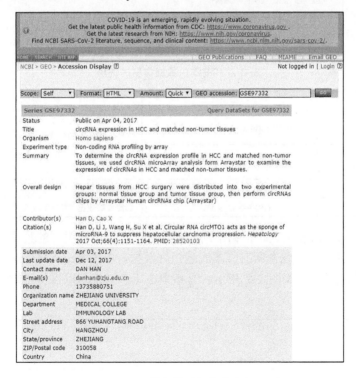

图 2-6　GEO 数据的详细信息介绍界面

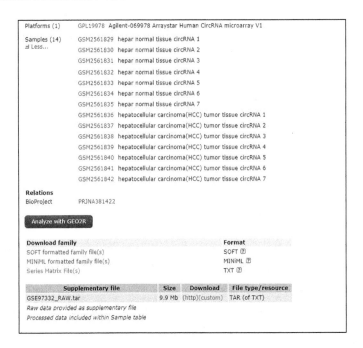

图 2-6（续）

表 2-2　GEO 中数据类型的说明

| 数据类型 | 描述 | 数据解释 |
|---|---|---|
| SOFT | SOFT formatted family file（s） | 平台信息芯片中探针与基因的对应关系注释文件，样品单独的表达量，所有信息文件 |
| MINiML | MINiML formatted family file（s） | 和 SOFT 是一样的，只是用 XML 格式来存储信息 |
| TXT | Series Matrix File（s） | 所有样品表达矩阵数据文件 |
| TAR | GSE97332_RAW.tar | 芯片原始数据（CEL）文件 |

（4）数据下载和整理。根据不同的要求可以下载不同类型的数据，这里下载 TXT 类型文件，其中包含所有样本表达矩阵数据。单击 Series Matrix File（s）链接，进入下载页面，如图 2-7 所示。直接单击下载链接就可以将压缩数据文件下载到本地。

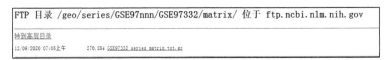

图 2-7　下载页面

（5）整理下载数据。将下载的数据文件解压后，用 Notepad++或其他文本工具打开，查看数据内容。文件前面带！的部分为数据说明，从 ID_REF（探针号）行开始为数据标题，以下都是要研究的数据，如图 2-8 所示。使用 R 语言、Python、Excel 或其他工具将要使用的数据从文本中提取出来，就完成了数据下载和提取工作[11]。

```
!Sample_contact_country "China" "China" "China" "China" "China" "China" "China" "China" "China" "China" "China" "China" "Ch
!Sample_supplementary_file  "ftp://ftp.ncbi.nlm.nih.gov/geo/samples/GSM2561nnn/GSM2561829/suppl/GSM2561829_L72763.txt.gz"
!Sample_data_row_count  "3471"  "3471"  "3471"  "3471"  "3471"  "3471"  "3471"  "3471"  "3471"  "3471"  "3471"  "3471"  "34
!series_matrix_table_begin
"ID_REF"    "GSM2561829"    "GSM2561830"    "GSM2561831"    "GSM2561832"    "GSM2561833"    "GSM2561834"    "GSM2561835"
"ASCRP000002"   9.042573151 9.238902276 8.997313248 9.4371723   8.962706649 9.415486133 9.017848355 9.524889458 9.671877122
"ASCRP000004"   10.21958351 9.999964943 10.24675413 9.744644987 10.32768463 9.74275728  10.24876045 9.404986611 9.042705132
"ASCRP000005"   5.997230306 6.022146533 6.075589149 5.493675149 6.04690029  5.517666319 6.011395153 6.436748402 6.573126254
"ASCRP000006"   7.918213421 7.954153457 8.00536545  8.647437571 8.109462398 8.459089341 7.971616206 6.8731921   7.013353095
"ASCRP000007"   13.22639112 12.63570143 13.1683005  13.60542138 13.22453602 13.56553182 13.19059763 11.29634217 10.6107489
"ASCRP000008"   11.78117261 11.27134503 11.75407926 12.08335253 11.741508   11.99769054 11.74905257 9.699645483 9.027927484
"ASCRP000009"   6.844158533 6.374639993 6.867868893 5.824213697 6.947835069 5.871807348 6.847183526 5.374865701 5.240523292
"ASCRP000010"   8.38176844  8.207835045 8.328583462 10.52665021 8.369660864 10.69650476 8.417958943 8.995315009 8.868209088
"ASCRP000011"   7.64786873  7.432355797 7.748076811 8.435864352 7.626054231 8.378966853 7.6317635   6.879806615 6.753661911
"ASCRP000012"   8.418207934 8.639646776 8.514132743 7.363356174 8.656108832 7.309313859 8.48436271  6.860453752 6.83429362
"ASCRP000013"   5.870412263 6.105504676 5.920896194 6.21767039  5.980097876 6.181042982 5.888458672 5.649009157 5.685765364
"ASCRP000016"   9.852068019 9.772672133 9.914855878 9.375389569 9.927890659 9.364798466 9.902861956 9.094836158 8.841215662
"ASCRP000017"   11.02441189 11.32219055 11.02410522 11.9124669  11.05289488 11.9370605  11.02560706 12.66897487 12.69242526
"ASCRP000018"   6.745185268 6.759412489 6.721530774 6.675246203 6.789054791 6.691391017 6.722418004 8.577050201 8.541917611
"ASCRP000019"   12.16468344 11.93383379 12.13487597 13.29965789 12.14652741 13.26999703 12.18175669 10.64339148 10.25844314
"ASCRP000020"   6.643787605 6.467604117 6.692289181 6.77659242  6.621832011 6.736194655 6.673336472 6.46440859  6.329978283
"ASCRP000022"   15.26057719 14.40081162 15.26153869 15.47074283 15.26550587 15.45291985 15.24632243 12.95684779 11.83857365
"ASCRP000025"   8.451305151 7.758299815 8.504457452 7.927696227 8.63416019  7.911033452 8.531182883 7.359188767 6.77639789
```

图 2-8　GEO 的矩阵文件格式

## 2.2.3　医学非结构化数据的采集

非结构化信息一般无法用统一的结构来明确表示，也较难按照统一的模式进行信息结构化和信息抽取，这一点与基于关系型数据库的结构化信息组织与管理有根本的不同[12]。医疗信息多以非结构化的信息存在，如病例中的文本信息、影像数据、各医疗仪器产生的信号及人体的生理电信号等。

### 1. 文本信息采集

文本信息是最常见的医学数据类型。诊疗记录中大量的文字、各种检查报告单中的数据及其描述信息都属于文本信息，是非结构化信息。常见的影像报告是医生根据患者影像检查结果给出的电子文本记录形式，也是一种非结构化数据。通过文本的识别技术将非结构化的数据转换为结构化的表示是医学数据分析的基础。医学文本数据的专业性强，使得信息的抽取较为困难，目前通常采用的处理技术就是自然语言处理技术。自然语言处理技术可以对医学文本信息进行准确的抽取，以统一的形式展现，大段非结构化的医学文本将以新的数据格式存储，从而实现计算机自动识别与处理。

将文本数据进行结构化处理有几个关键过程：先构建医学术语语料库，然后构建一个抽取模型，最后利用关键词匹配和自然语言处理技术对文本数据进行抽取，获得结构化数据。

利用自然语言处理技术进行医学文本数据结构化转换的步骤如下。

（1）文本划分。参考国家卫生和计划生育委员会通告（国卫通〔2014〕5 号）发布的《电子病历基本数据集》将患者病历文本进行分段，如将入院记录划分为患者基本信息、主诉、现病史、既往史、体格检查等段落[13]。

（2）句法分析。通过对语句的功能进行分类，识别文本中的各种语法结构，完成各类实体识别的任务，如症状、体征、诊断等。

（3）抽取。按照抽取任务的要求，利用抽取模式来识别文本中实体间的关系将相应的信息抽取出来，形成人们所感兴趣的内容。

（4）结构化数据存储。对之前抽取到的信息通过定义好的结构化模板进行完整的信息填充与描述，再根据语义项插入存储到结构化数据库或文件中。

信息抽取涉及两个关键技术：一是基于医学术语语料库的实体识别，二是抽取出来的数据如何进行结构化表示。

对于实体识别，由于病历文本信息非常复杂，包含的基本实体元素类型很多，如除了人名、性别等人口学实体类别外，还有疾病、症状、检查、药品、手术等实体类别，目前只有疾病诊断和手术有标准的国际编码字典，而病历中用语不规范处处可见，没有可遵循的标准字典，医学术语库的缺乏使得实体识别遇到障碍。结构化表示需要模板设计，信息抽取出来只是第一步，将文本信息以结构化形式存储起来才是最终目标。如有人采用可扩展标记语言（extensible markup language，XML）实现模板设计，将文本信息抽取结果输出到 XML 文件中保存起来[14]。

【例 2.2】从一份糖尿病患者的病历中提取出患者的性别、年龄、是否使用过胰岛素信息。本例用 R 语言实现。

病历："患者，男性，年龄 68 岁，退休工人，多饮、多食、多尿、消瘦 16 年，12 年前在当地医院诊断为'2 型糖尿病'，予以糖尿病饮食及磺脲类降糖药物治疗。但患者对糖尿病日常保健知识不了解，平日不喜欢活动，生活和饮食均不规律，血糖控制情况不理想，于 3 年前改用胰岛素治疗。6 个月前患者开始出现双手及双脚趾疼痛，呈针刺样。"

从上述病历中提取相关信息用到的 R 语言代码如下：

```
#加载文本处理 R 包
library(stringr)
#输入病历并查看
bingli=paste("患者，男性，年龄 68 岁，退休工人，多饮、多食、多尿、消瘦
16 年，12 年前在当地医院诊断为"2 型糖尿病"，予以糖尿病饮食及磺脲类降糖药
物治疗。但患者对糖尿病日常保健知识不了解，平日不喜欢活动、生活和饮食均不
规律，血糖控制情况不理想，于 3 年前改用胰岛素治疗。6 月前患者开始出现双手
及双脚趾疼痛，呈针刺样。")
```

```
#提取性别信息
sex=str_extract(bingli,"女|男")
#提取年龄信息
age=str_extract(bingli,"年龄.{1, 2}")
age=as.numeric(str_sub(age,3,4))
#提取"胰岛素"相关信息
yidaosu=str_extract (bingli,".{5}胰岛素.{5}")
```

   并创建一个变量 insulin,0 为未使用过,1 为使用过。如果上述提取的 yidaosu
变量中"胰岛素"前 5 个字符内包含"未使用"字,就判断为 insulin=0

```
insulin=rep(0,length(yidaosu))
insulin[grepl("胰岛素",yidaosu)]=1
insulin[grepl("未使用",yidaosu)]=0
#建立结构化的信息
data.frame(sex,age,insulin)
```

结果为

```
sex  age insulin
男   68      1
```

从上面的结果中,可以得到该病历的结构化信息,insulin =1 表示患者使用过胰岛素。

2. 影像数据采集

医疗机构中影像科的检查结果已经成为医生临床诊疗、手术规划的重要依据。人工的影像数据处理分析具有准确性强的优点,但医生每天审阅大量的图像易产生疲劳,同时医生个体知识掌握程度和经验是否丰富导致对医学影像内容的理解也具有较强的主观性。采用计算机辅助诊断通过图像处理技术,可以直接提取医学影像本身的特征,自动生成结构化报告,其关键技术是图像处理。图像处理主要包括图像分割和特征提取。

(1) 图像分割。图像分割是为了获得目标影像中特定的组织区域,并将感兴趣的区域从目标影像中分离出来。分割目标的不同,需要选择不同方法以适应不同的图像特点。但影像容易受噪声、病灶组织密度、局部体效应、成像环境等影响,易造成模糊、密度不均等现象,给图像分割技术带来了巨大的挑战。例如,肺实质组织整体密度高,而肺泡和器官中的空气相对密度低,因此在 CT 影像中可以产生不同的灰度图;而视网膜的图像血管分布无规律,对眼底血管的分割就困难重重。

分割形式有自动分割、半自动分割和人工分割。其中,人工分割通常被用来作为标准，衡量分割算法的优劣。常用的分割方法包含基于阈值的分割、基于区域的分割、基于边缘的分割、基于聚类的分割等。实际操作中，各种分割算法，都有各自适合的场景、范围、条件，受制于客观条件[15]。

（2）特征提取。特征提取指对感兴趣的区域进行检测，如图像的灰度值范围、强度。局部特征尺度不变特征转换可以解决两幅图像之间发生平移、旋转、视角变换、光照变换等情况下的匹配问题；纹理特征能精简有效地描述图像主体的信息，对相似结构图像的特征提取可以取得良好效果[16]。现在有很多软件可以实现影像特征提取的功能，如 Artificial Intelligent Kit（A.K.）、3D Slicer 等。

A.K.软件特征提取模块，操作简单，对于提取某种特征，只需在"Parameters Choosing"窗口选择相应的特征即可，A.K.软件目前可以提供的参数共有 41 688 个，如图 2-9 所示。

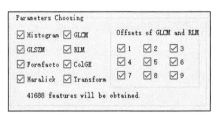

图 2-9　用 A.K.软件进行特征提取

3. 网络医学数据的采集

网络医学数据采集是指通过网络爬虫或网站公开的 API 等方式从网站上获取网页内容的过程。网络采集最主要的方式就是网络爬虫，其按照一定的规则，自动地抓取网络信息的程序或者脚本，还能将采集的网页进行格式转换和加工，并将之存储下来。网络数据采集和处理流程如图 2-10 所示，包含四个主要模块：网络爬虫（spider）、数据处理（data process）、URL 队列（URL queue）和数据（data）。

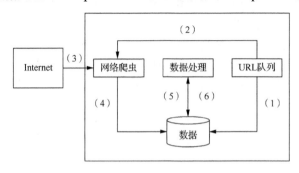

图 2-10　网络数据采集和处理流程

爬虫提取数据的基本流程如下。

（1）用户先将需要提取数据的网站 URL（site URL）写入 URL 队列。

（2）爬虫从 URL 队列中读取即将提取数据的网站的 site URL 信息。

（3）爬虫在 Internet 上寻找与 site URL 匹配的网页，并提取该网页上的内容。

（4）爬虫将提取到的网页内容（spider data）写入数据库。

（5）数据处理模块读取 spider data，并进行数据处理。

（6）数据处理模块将处理之后的数据写入数据库。

# 2.3 医学数据预处理

## 2.3.1 数据清洗

数据清洗包括消除原始数据缺失、数据重复或错误等情况。对缺失数据的清洗可以满足数据收集的完整性；删除重复数据则可以减少数据的体量；对异常数据的探测和清理可以控制数据逻辑错误的出现[17]。

### 1. 缺失数据

缺失数据是一些应该有的信息缺失，如录入人员对患者的年龄、住址的遗漏，或是在问卷调查中调查者无意或有意对调查项的漏填。缺失数据的解决方式主要有以下几种。

（1）若一条记录中有属性值被遗漏了，则将此条记录排除，尤其是没有类别属性值而又要按此属性分类时，常使用这种方法。如果每个属性的遗漏记录比例相差较大，则会影响分析结果。

（2）用 NULL、未知或默认值来替代缺失值，如果这样的记录较多也会影响分析结果。

（3）利用均值填补遗漏值，计算一个属性值的平均值，并用此值填补该属性所有遗漏的值。例如，遗失患者的年龄，可用同一批调查者平均年龄来替代；遗失患者的身高值，可用这个患者同龄人的平均身高来替代。

（4）利用最可能的值填补遗漏值。可以利用回归分析、贝叶斯计算公式或决策树推断出该条记录特定属性的最大可能值。例如，某非糖尿病患者的血糖化验值缺失，可利用其他的各项数据构造一个决策树来预测血糖化验值的遗漏值。

### 2. 错误数据

错误数据即录入数据与原始数据存在不一致，如将儿童患者的婚姻状况写成已婚或 Age=190。这类明显的错误可以直接修改或当成缺失值再进行处理。

### 3. 重复数据

这里的重复数据是指完全一致的重复记录，如同一患者的信息可能被不同系统重复记录。对于重复项的判断，遵循"排序与合并"的思想，先将记录按一定规则排序，然后通过比较邻近记录是否相似来检测记录是否重复，将重复的样本删除处理。

## 2.3.2 数据整合

在医疗领域，经常出现同一个患者有多个检查记录或病历信息。数据整合的目的就是将来自不同数据源的数据整合成一个统一的、一致的数据集合，供进一步的数据分析过程使用。数据整合要解决的主要问题包括对象识别、消除冗余和消除数据冲突等。

### 1. 对象识别

对象识别是指同一个对象在数据库中有多条不完全相同的记录存储，它们在格式、拼写上的差异，导致数据库管理系统识别错误。数据不一致通常是由缺乏数据标准而导致的，如同一属性值的中英文标注不同，如"性别"和"Sex"；或同一值采用不同名称标注 Record1（"张三"，"中国医科大学附属第二医院"）、Record2（"张三"，"盛京医院"）。如要分析这些记录必须识别出这些不同的符号和名称是否表示同一事物。实体的识别可以通过分析数据字典、元数据（特征属性的详细信息）等，明确数据之间的关系再进行判断与修正。

### 2. 消除冗余

如果数据的某个特征属性值可以从其他一个或几个特征属性值推导得到，则产生了信息的冗余，如 BMI 可以通过身高和体重计算，出生年月日可以从身份证信息中获取。相关性分析可以揭示冗余的信息，如果几个属性值是线性关系，则可以利用它们的相关系数来分析相关性；如果是离散的数据属性，则可以通过 $\chi^2$ 检验来分析相关性。不是所有的冗余都必须消除，适当的冗余可以加快信息查询的速度。

### 3. 消除数据冲突

数据冲突是由于在不同数据库中，对同一个参数采用不同单位引起的。例如，术后生存期，有的数据表以年为单位，有的以月或日为单位，从而造成数据冲突。冲突数据也是由于缺乏统一的数据标准而导致的。

## 2.3.3 数据转换

数据转换就是将数据进行规范化处理，将数据类型和取值范围转换到合适的形式，便于后续的分析。数据转换主要有以下几种方法。

### 1. 数据平滑

数据平滑即去除源数据集中的噪声数据，剔除异常值。

### 2. 数据聚集

数据聚集即对数据进行汇总和聚集。例如，可以通过聚集日门诊量数据，计算出月和年门诊数。

### 3. 数据概化

数据概化指使用概念分层，用高层次概念替换低层次的"原始"数据。例如，不同的癌症类别都统一到"恶性肿瘤"。

### 4. 归一化

数据中不同特征的量纲可能不一致，数值间的差别也可能很大，不进行处理就会影响数据分析结果的准确性。归一化指将数据按一定的比例缩放，使之落入一个小的特定区间，如[0,1]或[-1,1]。归一化是最常用的数据转换方式，以减少规模、特征、分布差异等对数据分析的影响。常用的归一化算法有以下几种。

（1）最小-最大归一化：也称为线性归一化或离差标准化，是对原始数据的线性变换，使其结果值映射到[0,1]。这种标准化方法应用广泛，其转换函数如下。

$$x' = \frac{x - \min(x)}{\max(x) - \min(x)}$$

式中，$x'$为归一化后的值；$\min(x)$表示样本中的最小值；$\max(x)$表示样本中的最大值。

（2）标准差归一化：也称为 Z-Score 标准化，是基于原始数据的均值和标准差进行的标准化。处理后的数据符合标准正态分布，即均值为 0，标准差为 1。其转化函数如下。

$$x^* = \frac{x - \mu}{\sigma}$$

式中，$x^*$ 表示标准化后的值；$\mu$ 表示样本均值；$\sigma$ 表示样本标准差。

（3）非线性归一化：这种方法在分析数据分化比较大的场景比较适用，当有些数值很大，而有些数值很小时，通过一些数学函数可将原始值进行映射。一般使用的函数有 log、指数和正切函数等。

# 2.4  医学数据挖掘常用方法

根据研究人员研究的医学方向及研究目的不同，医学数据常用的分析方法也有所区别，可以概括为数据挖掘方法、生物信息学和网络药理学方法（将在中篇介绍）及卫生统计分析方法（将在下篇介绍）等。本节主要介绍数据挖掘方法。

医学数据挖掘是对大量医学数据进行分析，从而发现事先未知的隐含在数据内部的联系与规律的过程，也是使大量医学信息产生有价值的知识的技术分析过程。数据挖掘是在计算机上采用与人类学习很相似的方式进行的。因此，数据挖掘也是一种"机器学习"技术，"机器学习"中的聚类分析、关联分析、神经网络、分类等许多分析方法和技术也为数据挖掘所采用。

数据挖掘方法可以分为有监督的学习和无监督的学习两种方式。无论哪种方式都需要学习样本集（也称为训练集）数据，通过对样本集的学习，发现隐含在数据中的规律。

在监督式学习方式下，输入的样本数据在训练之前已经有明确的归属，即有确定的将要进入的类别，如在"分类"中，每个学习样本的类别归属都是事先确定已知的。在建立预测模型的时候，监督式学习建立一个学习过程，将预测结果与"训练数据"的实际结果进行比较，不断地调整预测模型，直到模型的预测结果达到一个预期的准确率。有监督学习常用于分类问题（K-近邻算法、贝叶斯分类、决策树与随机森林、逻辑回归、神经网络）和回归问题。

在无监督式学习方式下，学习样本在训练之前没有明确的归属，如在"聚类"中，学习样本的归属事先未知，甚至有几种归属类别也不确定，只有在聚类分析后才能知道有几个类别和每个学习样本的归属。无监督式学习常见于关联规则以及聚类等，常见算法包括 Apriori 算法以及 K-Means 算法。

## 2.4.1　聚类分析

### 1. 设计思想

将数据对象分组，组内的对象相互之间是相似的（相关的），而不同组中的对象是不同的（不相关的）。组内相似性（同质）越大，组间差别越大，说明聚类效果越好[18]。首先，随机选择 $k$ 个对象作为初始的聚类中心；其次，计算其他每个对象和各个聚类中心之间的距离，并将每个对象分配给距离它最近的聚类中心。这样聚类中心及分配给它们的对象就代表着一个聚类。每分配一个样本，聚类中心会根据聚类中现有的对象被重新计算，此过程将不断重复，直至满足设置的终止条件。

### 2. 算法流程

（1）随机设置 $k$ 值，即希望数据经过聚类得到 $k$ 个不同的集合（一般为 5~8 个）。

（2）从给定的数据集中随机选择 $k$ 个数据点作为聚类中心。

（3）对于其他每个点计算到 $k$ 个中心的距离（一般采用的是欧氏距离），未知的点选择最近的一个聚类中心点作为标记类别。

$$L(x_i, x_j) = \left( \sum_{l=1}^{n} | x_i^{(l)} - x_j^{(l)} |^2 \right)^{\frac{1}{2}}$$

（4）重新计算每个聚类的新中心点（取每个聚类中数值的平均值）。

（5）直到计算得出的新中心点不再发生变化或者达到最大的迭代次数时为止，否则重复步骤（3）以后的步骤。

### 3. 特点

采用迭代式算法，需要研究者事先考虑 $k$ 值，但 $k$ 值的选取不容易把握，只适用于特征属性均为数值型的数据，对噪声和异常值数据敏感，直观易懂且实现容易。

## 2.4.2　决策树算法

### 1. 设计思想

决策树是通过推断数据特征,学习决策规则来实现创建一个预测模型的算法,是用于预测目标的有监督机器学习模型。其有三种节点：根节点是树的最顶端,即开始节点，包含全部样本集；内部节点是树中间的节点，对应特征属性测试；叶子节点是树最底部的节点，也就是决策节点。节点之间存在父子关系，如根节点会有子节点，子节点会有下一级节点，但是叶子节点不存在子节点，如图 2-11 所示。构建一棵树的关键在于选择一个合适的分类属性，从而产生分类分支。

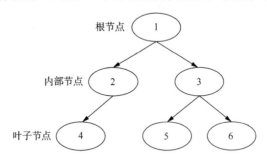

图 2-11　决策树模型

### 2. 算法流程

（1）将所有的数据看作一个根节点。

（2）从所有的数据特征中挑选一个最优特征对节点进行分割，使得分割后的子集有一个在当前条件下最好的分类。

（3）若这些子集已被正确分类，则将该子集当作叶子节点。

（4）若某个子集不能被正确分类，则选择新的最优的特征，继续对该子集进行分割，构建相应的节点。

（5）如此递归下去，直至所有数据子集都被正确分类，或者没有合适的特征为止。

### 3. 特点

决策树算法的计算复杂度较低，方便理解，可以处理中间值的数据和不相关特征数据，但容易出现过拟合现象。

## 2.4.3　关联规则

### 1. 设计思想

关联规则用于反映一个事物与其他事物之间的相互依存性和关联性。对反映某一事物的同一条记录而言，若其具有特征属性 $A$ 的同时也具有特征属性 $B$，则称特征属性 $A$ 和 $B$ 是关联的。但这种关联仅是共生现象，即两者同时存在，并不一定有因果关系。关联规则的有效性也要进行验证。该规则的质量评估标准可以通过支持度和置信度做判断。

**2. 关联规则中用到的几个概念**

（1）支持度（$S$）：该指标表达了某条规则在总体中发生的概率，反映了某条规则出现的频繁程度，$S\{A-> B\} = N_{A->B} / N$，$N_{A->B}$ 表示 $N$ 条记录中满足 $A$ 和 $B$ 共同发生的记录数。

（2）置信度（$C$）：表达了构成关联规则的一个特征属性 $A$ 发生时，另一个特征属性 $B$ 的发生概率，反映了这两个特征属性之间关联的强度。如果通过数据挖掘得出的某条规则同时满足最小支持度和最小置信度则称其为强关联规则。

（3）频繁项集（频繁记录集）：支持度大于等于某个阈值的项集（记录集）。

关联规则的挖掘通常分为两步，即找出所有的频繁项集，由频繁项集产生强关联规则。

**3. 算法流程**

（1）$K$=1，计算 $K$ 项集的支持度。
（2）筛选掉小于最小支持度的项集。
（3）如果项集为空，则对应 $K-1$ 项集的结果为最终结果，否则 $K = K+1$。
（4）重复步骤（1）～（3）。

**4. 特点**

关联规则分析简单、易理解、对数据要求低，但容易产生过多的候选项集，I/O 负载大。

## 2.4.4　神经网络

**1. 设计思想**

神经网络是从信息处理角度对大脑神经网络进行抽象，建立某种数学模型组成的信息处理网络[19]。神经网络是由大量的节点（或称神经元）之间相互连接构成的运算模型。每个节点代表一种特定的输出函数，称为激励函数。每两个节点间的连接都代表一个对于通过该连接信号的加权值，称之为权重，这相当于人工神经网络的记忆。网络的输出则根据网络的连接方式、权重值和激励函数的不同而不同。网络自身通常都是对自然界某种算法或者函数的逼近，也可能是对一种逻辑策略的表达。大多数情况下，人工神经网络能在外界信息的基础上改变内部结构，是一种自适应系统。

图 2-12 所示为人工神经网络示意图，神经网络的结构由一个输入层、若干个中间隐藏层和一个输出层组成，每一层有很多节点，节点之间有边相连，每条边都有一个权重。$x_1$、$x_2$、$x_3$ 代表输入，中间部分为神经元，而最后的 $h_{w,b}(x)$ 是神经元的输出。这是一个 4 层结构的神经网络，最左边为输入层，最右边为输出层，中间两层为隐藏层，其中，除了输入层以外，每一层的输入都是上一层的输出。

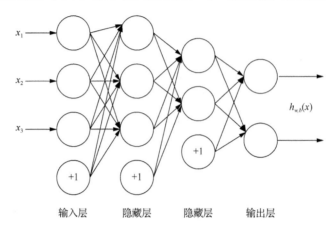

图 2-12　人工神经网络示意图

2. 算法流程

（1）前向传播：数据从输入层传递到输出层，这个过程称为前向传播。对于一个输入值，将前一层的输出与后一层的权值进行运算，再加上后一层的偏置值得到了后一层的输出值，再将后一层的输出值作为新的输入值传到再后面一层，层层传下去得到最终的输出值。

（2）反向传播：前向传播会得到预测值，但预测值和真实值之间存在偏差，反向传播将误差值反馈到隐藏层，不断修改调整相关权重，直到输出值符合预期结果。

3. 特点

神经网络可以处理医学领域大量存在的复杂非线性问题，具有自学习、自适应和自组织能力。它既可以用来做有监督的任务，如分类、视觉识别等，也可以用来做无监督的任务。但是不容易解释推理过程和推理依据，而且当数据不充分的时候，神经网络会无法工作。

# 2.5 医学数据挖掘应用实例

## 2.5.1 关联规则在甲状腺结节病案分析中的应用[20]

### 1. 研究背景

甲状腺结节是临床常见的病症,可由多种病因引起。甲状腺结节又分为单发性结节和多发性结节,结节的大小、位置、质地、功能及其临床意义各有不同。据有关研究发现,甲状腺结节的发病率与地域、性别以及年龄相关,碘缺乏地区或碘摄入过多沿海地区的甲状腺结节发病率较高。目前,甲状腺结节的发病率逐年上升,结节的发生率随年龄的增长而上升。

### 2. 数据采集

甲状腺结节资料来源于中国某医院病案室,采集 2010~2015 年间的甲状腺结节病例数据信息。其内容包括相应的各项相关指标,具体为患者住院号、性别、年龄、结节彩超检查结果、发射型计算机断层显像(emission computed tomography,ECT)检查结果、家族病史、既往病史、细针穿刺结果、FT3、FT4、TSH、TGAB、TPOAB、WBC、中性粒细胞数、淋巴细胞数等。

### 3. 数据清洗与预处理

分析采集的原始数据,先利用数据挖掘专业技术对目标数据集中的"脏数据"进行清洗,使数据记录量和特征属性的数量都得以精简。再根据关联分析特征属性的要求将要分析的数据转化为布尔型的二值数据,经过数据预处理之后,所包含的主要特征属性如表 2-3 所示。在此研究中,通过病人的疾病、年龄、性别、甲状腺功能系列等之间的关系进行数据挖掘,以期发现一些潜在、有意义的关联规则。

表 2-3 甲状腺结节关联分析的主要特征属性

| 编号 | 特征属性名称 | 符号 | 特征的值 |
|---|---|---|---|
| 1 | 性别 | SEX | 女性(T)、男性(F) |
| 2 | 年龄 | AGE | 6个组别:AGE1(10~20岁)、AGE2(21~30岁)、AGE3(31~40岁)、AGE4(41~50岁)、AGE5(51~60岁)、AGE6(61岁以上) |
| 3 | 彩超检查 | RESULT | 结节(T),未见结节(F) |

续表

| 编号 | 特征属性名称 | 符号 | 特征的值 |
|---|---|---|---|
| 4 | 游离三碘甲状腺原氨酸 | FT3 | 三个分类：正常值范围（ZFT3）、高于正常值（GFT3）、低于正常值（DFT3） |
| 5 | 游离甲状腺激素 | FT4 | 三个分类：正常值范围（ZFT4）、高于正常值（GFT4）、低于正常值（DFT4） |
| 6 | 促甲状腺激素 | TSH | 三个分类：正常值范围（ZTSH）、高于正常值（GTSH）、低于正常值（DTSH） |
| 7 | 抗甲状腺过氧化物酶抗体 | TPOAB | 三个分类：正常值范围（ZTPOAB）、高于正常值（GTPOAB）、低于正常值（DTPOAB） |
| 8 | 抗甲状腺球蛋白抗体 | TGAB | 三个分类：正常值范围（ZTGAB）、高于正常值（GTGAB）、低于正常值（DTGAB） |
| 9 | 淋巴细胞数 | LY | 三个分类：正常值范围（ZLY）、高于正常值（GLY）、低于正常值（DLY） |
| 10 | 中性粒细胞数 | GR | 三个分类：正常值范围（ZGR）、高于正常值（GGR）、低于正常值（DGR） |
| 11 | 白细胞 | WBC | 三个分类：正常值范围（ZWBC）、高于正常值（GWBC）、低于正常值（DWBC） |

### 4. 分析方法

此研究采用数据挖掘中的关联规则方法进行分析。作为数据挖掘方法之一，关联规则的有效性也要进行验证。该规则的质量和重要性可以通过支持度和置信度进行判断，支持度指标表达了某一关联规则在总体中发生的概率，是关联规则重要性的定性度量。置信度指标表达了构成关联规则的一个特征属性 A 发生时，另一个特征属性 B 的发生概率，反映了这两个特征属性之间关联的强度。如果通过数据挖掘得出的某条规则同时满足最小支持度和最小置信度，则称其为强关联规则。

关联规则的挖掘方法通过统计软件 Clementine v11.1 来实现，采用其中的经典算法 Apriori 建模。该算法主要是通过确定最小支持度和最小置信度这 2 个参数来产生规则的项集最大数目，此处设定最小支持度为 0.10，最小置信度为 0.80。输出结果中包含满足要求的所有规则以及每条规则的支持度、置信度。

### 5. 分析结果

甲状腺结节的发病与性别、年龄、甲状腺功能系列、血常规系列检验指标的关系（即 Apriori 算法所形成的关联规则）如表 2-4 所示。设置支持度为 0.1，置信度为 0.8 后，共形成 2 780 个强关联规则。为了从这些规则中提取出有价值和感兴趣的知识，此处设计了一个模板，规定规则的组成形式为 anything-> RESULT=t，从而在强关联规则中，再次选出右边结果是"结节"的规则，最终得到 215 条规则。经过临床免疫科专家解释及检验所产生的规则结果表明：甲状腺结节的发病与性别、年龄关系密切，且 30 岁以上女性发病概率高，特别是 60 岁以上女性出现结节的概率更大，且随年龄增加发病概率逐渐上升；甲状腺功能系列（FT3、FT4、TSH）不论正常或异常均可出现结节症状，且以甲状腺功能正常的支持度与置信度更高；甲状腺抗体（TGAB、TPAB）不论正常或异常均可出现结节症状，且以抗体正常的支持度与置信度更高；血常规中白细胞总数正常情况下出现结节都有统计学意义。

表 2-4　Apriori 算法所形成的关联规则

| 编号 | 生成的关联规则 | 支持度 | 置信度 |
|---|---|---|---|
| 1 | [TGAB=正常=>甲状腺结节] | 0.72 | 0.90 |
| 2 | [粒细胞=正常=>甲状腺结节] | 0.74 | 0.89 |
| 3 | [TPOAB=正常=>甲状腺结节] | 0.71 | 0.88 |
| 4 | [GR=正常 AND WBC=正常=>甲状腺结节] | 0.77 | 0.88 |
| 5 | [FT3=正常=>甲状腺结节] | 0.20 | 0.95 |
| 6 | [FT4=正常 AND 年龄>60=>甲状腺结节] | 0.20 | 0.95 |
| 7 | [SEX=女 AND 年龄>60=>甲状腺结节] | 0.21 | 0.96 |
| 8 | [TSH=正常 AND 年龄>50=>甲状腺结节] | 0.26 | 0.9 |
| 9 | [FT4=高 AND GR=正常=>甲状腺结节] | 0.14 | 1.00 |
| 10 | [FT3=高 AND GR=正常=>甲状腺结节] | 0.11 | 0.91 |
| ⋮ | ⋮ | ⋮ | ⋮ |
| 215 | [TGAB=高 AND TSH=低=>甲状腺结节] | 0.13 | 0.80 |

6. 结果讨论

此研究中为了进一步探讨年龄与结节的关系，对 Apriori 算法模型做了新的设置，通过设置特征属性彩超检查结果有无结节为分析的输出项，其他属性为输入项，且最大前置项数为 1，得到甲状腺结节与年龄的关系为"40 岁以上女性出现甲状腺结节呈逐年上升趋势"，这一切都能从置信度中明显看出，0.96（60岁）>0.89（50 岁）>0.76（40 岁），40 岁以下没有统计学意义。此研究中性别及年龄与甲状腺结节关系的结论与国内外报道基本一致。

通过上述分析可见，关联规则挖掘能够带给人们一些有价值的信息，而这些信息用传统的数据分析方法很难发现。在进行关联规则分析时，要防止产生数量过多的，且包含过多冗余信息的规则，通常采用"模板"来规定出需要的关联规则形式，以此来精简所产生的关联规则数量。此研究从 10 年积累的大量数据中发现了与甲状腺结节相关的模式和规则，以帮助人们加深对甲状腺疾病的理解和重视。

## 2.5.2 聚类在不同类型病毒性肝炎发病率中的应用[21]

### 1. 研究背景

病毒性肝炎是由肝炎病毒引起的，是严重危害我国居民健康的一组传染性疾病，具有传染性较强、传播途径复杂、发病率高等特点。目前至少发现了甲、乙、丙、丁、戊 5 种类型的病毒性肝炎，不同类型的病毒性肝炎具有不同的传播机制、致病机制及临床特点。了解不同地区不同类型的肝炎的流行特点，对人群病毒性肝炎的预防控制具有十分重要的意义。本研究通过层次聚类分析方法，对我国不同省份不同肝炎的报告发病率进行分类，探讨不同地区各型肝炎的分布特点。

### 2. 数据采集

此研究数据来自我国 31 个省（自治区、直辖市）不同类型肝炎的发病率资料，摘自《2012 年中国卫生统计年鉴》，2011 年 31 个省（自治区、直辖市）病毒性肝炎报告发病率（1/10 万）如表 2-5 所示。

表 2-5　2011 年 31 个省（自治区、直辖市）病毒性肝炎报告发病率（1/10 万）

| 省（自治区、直辖市） | 肝炎合计 | 甲型肝炎 | 乙型肝炎 | 丙型肝炎 | 戊型肝炎 | 未分型肝炎 |
|---|---|---|---|---|---|---|
| 北京 | 25.78 | 0.59 | 15.89 | 6.52 | 2.36 | 0.43 |
| 天津 | 21.90 | 0.09 | 16.04 | 3.23 | 1.34 | 1.20 |
| 河北 | 83.80 | 0.80 | 73.13 | 7.22 | 1.47 | 1.18 |
| 山西 | 146.28 | 2.32 | 122.68 | 17.08 | 1.15 | 3.05 |
| 内蒙古 | 132.75 | 1.22 | 108.85 | 21.58 | 0.48 | 0.62 |
| 辽宁 | 86.17 | 2.32 | 61.15 | 14.65 | 3.44 | 4.61 |
| 吉林 | 102.75 | 0.92 | 65.59 | 33.05 | 1.16 | 2.02 |
| 黑龙江 | 63.08 | 0.87 | 43.20 | 14.63 | 1.46 | 2.93 |
| 上海 | 26.75 | 0.82 | 20.25 | 1.69 | 2.70 | 1.29 |
| 江苏 | 29.52 | 1.18 | 16.61 | 2.62 | 5.20 | 3.91 |
| 浙江 | 72.28 | 1.39 | 55.95 | 4.45 | 4.81 | 5.67 |
| 安徽 | 71.64 | 1.80 | 56.10 | 5.55 | 3.59 | 4.60 |
| 福建 | 151.97 | 1.99 | 126.10 | 6.05 | 3.27 | 14.55 |
| 江西 | 87.28 | 1.43 | 75.90 | 4.30 | 1.52 | 4.13 |

续表

| 省(自治区、直辖市) | 肝炎合计 | 甲型肝炎 | 乙型肝炎 | 丙型肝炎 | 戊型肝炎 | 未分型肝炎 |
|---|---|---|---|---|---|---|
| 山东 | 38.41 | 0.44 | 32.39 | 2.20 | 1.49 | 1.89 |
| 河南 | 198.24 | 2.62 | 159.36 | 34.49 | 0.73 | 1.04 |
| 湖北 | 139.36 | 2.27 | 117.51 | 10.64 | 3.66 | 5.29 |
| 湖南 | 82.71 | 1.48 | 65.76 | 11.31 | 1.54 | 2.64 |
| 广东 | 156.31 | 1.35 | 131.43 | 16.57 | 2.99 | 3.96 |
| 广西 | 127.91 | 2.29 | 95.81 | 21.84 | 2.44 | 5.52 |
| 海南 | 108.31 | 2.46 | 84.71 | 12.88 | 0.91 | 7.35 |
| 重庆 | 79.37 | 4.04 | 61.44 | 8.82 | 2.12 | 2.95 |
| 四川 | 87.31 | 4.42 | 68.78 | 9.50 | 1.41 | 3.19 |
| 贵州 | 77.44 | 2.99 | 62.20 | 8.88 | 1.40 | 1.99 |
| 云南 | 67.70 | 3.90 | 48.82 | 12.86 | 1.44 | 0.67 |
| 西藏 | 33.44 | 2.70 | 29.07 | 0.90 | 0.10 | 0.67 |
| 陕西 | 88.63 | 1.58 | 71.15 | 12.92 | 0.90 | 2.08 |
| 甘肃 | 258.63 | 13.88 | 207.62 | 33.02 | 0.50 | 3.61 |
| 青海 | 277.92 | 13.13 | 233.14 | 27.69 | 1.12 | 2.84 |
| 宁夏 | 110.04 | 4.59 | 94.03 | 9.35 | 0.62 | 1.46 |
| 新疆 | 276.33 | 14.10 | 206.92 | 50.48 | 1.13 | 3.69 |

**3. 数据清洗与预处理**

表 2-5 中的数据显示，各型肝炎的报告发病率之间相差较大，如果直接按原始报告发病率指标进行聚类，易导致报告发病率高的类型对聚类结果的影响过大，而报告发病率低的疾病类型对聚类结果的影响过低。为克服这种影响，先将报告发病率变量标准化，即

$$X_i' = \frac{X_i - \overline{X}_i}{S_i}$$

式中，$X_i'$ 为标准化后指标值；$X_i$ 为原始值；$\overline{X}_i$、$S_i$ 分别为原始值 $X_i$ 的均数和标准差。以各型肝炎的合计报告发病率及甲、乙、丙、戊及未分型肝炎的报告发病率的标准化值为聚类指标。

**4. 分析方法**

聚类分析法是一种多元统计分析方法，通过比较样本各指标或样品之间的性质，将性质相近的归为一类，性质差别较大的分为不同的类。其中，对样品的聚类称为 Q 型聚类，对指标的聚类称为 R 型聚类。系统聚类分析（hierarchical clustering analysis，又称为层次聚类分析）是实际工作中应用最多的一种聚类方法，其聚类方法是开始时将 $N$ 个样本（或变量）视为 $N$ 个类，再逐步合并，直至 $N$ 个样本（或变量）被并为一类。类与类之间的距离有各种不同的定义方法，常用的方法有类间平均法、类内平均法、最近距离法、最远距离法、离差平方和法等。

此研究中将我国 31 个省（自治区、直辖市）视为一个样品，各型病毒性肝炎的报告发病率作为聚类指标，进行 Q 型聚类，类间距离的计算采用类间平均法，具体的计算过程和聚类分析借助统计产品与服务解决方案（statistical product and service solutions，SPSS）完成。

5. 分析结果

1）不同地区各型肝炎发病的描述分析

由表 2-5 可知，2011 年全国各型肝炎合计报告发病率前 5 位的为青海、新疆、甘肃、河南、广东，其中，甲型肝炎报告发病率较高的是新疆、甘肃、青海、宁夏、四川，乙型肝炎报告发病率前 5 位的是青海、甘肃、新疆、河南、广东，丙型肝炎报告发病率前 5 位的是新疆、河南、吉林、甘肃、青海，戊型肝炎报告发病率前 5 位的是江苏、浙江、湖北、安徽、辽宁，未分型肝炎报告发病率前 5 位的是福建、海南、浙江、广西、湖北。

2）不同地区各型肝炎的发病相关性分析

因为不同地区各型肝炎的发病排位不尽相同，所以进一步对各型肝炎报告发病率之间的相关性进行分析，结果如表 2-6 所示。结果显示，各型肝炎报告发病率合计、甲型肝炎报告发病率、乙型肝炎报告发病率、丙型肝炎报告发病率两两之间相关性有统计学意义，且为正相关。另外，戊型肝炎和未分型肝炎报告发病率之间有一定的正相关关系，戊型肝炎和丙型肝炎报告发病率之间存在一定的负相关关系。

表 2-6    各型肝炎报告发病率的简单相关结果

| 肝炎类型 | 肝炎合计 | 甲型肝炎 | 乙型肝炎 | 丙型肝炎 | 戊型肝炎 |
|---|---|---|---|---|---|
| 甲型肝炎 | 0.806 1 | | | | |
| | 0.000 0 | | | | |
| 乙型肝炎 | 0.994 4 | 0.788 1 | | | |
| | 0.000 0 | 0.000 0 | | | |
| 丙型肝炎 | 0.825 9 | 0.665 3 | 0.771 2 | | |
| | 0.000 0 | 0.000 0 | 0.000 0 | | |
| 戊型肝炎 | −0.268 8 | −0.303 0 | −0.276 6 | −0.371 8 | |
| | 0.143 6 | 0.097 5 | 0.132 0 | 0.039 4 | |

续表

| 肝炎类型 | 肝炎合计 | 甲型肝炎 | 乙型肝炎 | 丙型肝炎 | 戊型肝炎 |
|---|---|---|---|---|---|
| 未分型肝炎 | 0.231 4 | 0.031 3 | 0.233 2 | −0.052 7 | 0.456 0 |
| | 0.210 5 | 0.867 0 | 0.206 8 | 0.778 3 | 0.009 9 |

注：每个肝炎类型中的第一行数据为线性相关系数，第二行数据为相关系数检验对应的 $P$ 值。

3）层次聚类结果

利用 SPSS 对我国 31 个省（自治区、直辖市）进行层次聚类，结果如图 2-13 所示。

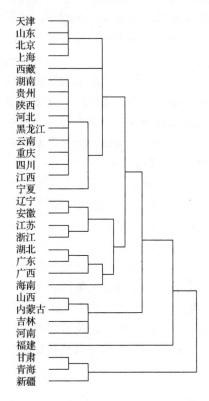

图 2-13　我国 31 个省（自治区、直辖市）各型肝炎报告发病率层次聚类结果

从图 2-13 中的聚类结果可以看出，31 个省（自治区、直辖市）分为两大类时，甘肃、青海、新疆作为一组，其余地区为一组，结合表 2-5 所示的报告发病率数据可知，甘肃、青海、新疆肝炎合计报告发病率，甲型肝炎、乙型肝炎和丙型肝炎的报告发病率均位于各地区的前列。当将 31 个省（自治区、直辖市）分为三类时，福建省单独列为一组，结合报告发病率数据可知，该省肝炎报告发病率的特

点是未分型肝炎的报告发病率居全国首位,是发病率居第二位的海南省的近 2 倍,是全国平均水平的近 4 倍。其余各地区的各型肝炎的报告发病率均不太突出。聚类结果提示,全国肝炎报告发病率高的地区,其发病与其他地区的相似程度较低,易被单独分组,而报告发病率较低的地区,报告发病率与其他地区的相似程度较高,在分组数较少时,不易被单独分列为一组。

### 6. 结果讨论

研究结果提示,各型肝炎总报告发病率、甲型肝炎报告发病率、乙型肝炎报告发病率、丙型肝炎报告发病率两两之间存在相关,且有统计学意义。这说明各地肝炎发病主要是甲、乙、丙型肝炎为主,尽管甲、乙、丙三型肝炎的传播途径不尽相同,但三型肝炎的报告发病率在各地区间却有正相关性,即如果一个地区中的某型肝炎报告发病率高,则其他两型肝炎的报告发病率也偏高。我国是肝炎的高发地区,系统聚类结果提示,在各地区间,几个各型肝炎均高发的地区很快被聚为一类,而报告发病率低的地区很难聚为一类,说明各型肝炎在高发地区发病特点明显,各型肝炎的报告发病率类似;而报告发病率低的地区由于"低发"相对不明显,且各地区间的低发特点不同。

此研究是对 2011 年全国各型病毒性肝炎不同地区间的发病情况进行聚类分析,但由于各地肝炎的实际发病数据不易获得,故这里采用 31 个省(自治区、直辖市)的报告发病率数据进行分析。研究显示,在目前病毒性肝炎的报告中,对报告病例的诊断依据尚未标准化,同时各级医疗机构对病毒性肝炎的确诊、分型工作基础不一。因此,疫情报告数据不能准确反映各地各型病毒性肝炎的流行动态。这既是此研究的不足之处,也是目前大范围肝炎疫情分析研究的难题。考虑报告误差的随机性,报告数据与真实数据虽有一定的偏差,但其反映的流行特点,特别是大范围地区之间的相互对比分析,还是可信的。所以,此研究关于肝炎发病情况的聚类结果及相关分析,还是基本可以反映我国当前各省份肝炎的发病特征的。

# [第 3 章] 医学数据可视化

医学是可视化技术应用最早的领域之一。医疗数据的可视化分析能够直观地呈现数据特点，同时能够非常容易地被大众所接受，使研究问题以较为清晰的方式得以解释。例如，对肆虐全球的新冠病毒高传染性的文字描述"新冠病毒的刺突蛋白分布随机且具有柔性，可以像链锤一样在病毒表面自由摆动甚至游走。刺突蛋白摆动的特征会让新冠病毒在攻击细胞时更具灵活性，有利于刺突蛋白同细胞上的 ACE2 受体结合，这可能是它高传染性的原因之一"[22]，这种单独的文字表达远不如结合图 3-1 所示的图像说明后更直观、易于理解。

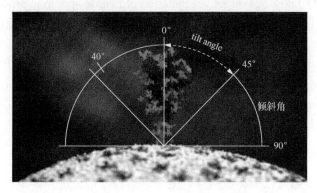

图 3-1　刺突蛋白与新冠病毒膜切线垂线的夹角

图片来源：北京日报客户端，国际首个完整新冠病毒真实结构 3D 图出炉。
注：图中 tilt angle 指刺突蛋白与新冠病毒裁切线垂线的夹角。

## 3.1　医学数据基本图形

### 3.1.1　条形图

条形图（bar chart）是以宽度相同的条形，通过高度的不同来表示数据多少的图形。它主要用来展示不同分类下某个数值型变量的取值。分类轴上的数据是孤立的，是一个个具体的数据。通过条形图可以明显地看出各个数据的大小，也易于比较数据之间的差别。条形图可以横置或纵置，纵置时也称为柱形图（column chart）。在医学应用中常用的条形图有简单条形图、组合条形图和堆积条形图。

1. 简单条形图

【例 3.1】TCGA 数据库中肝癌 circRNA 对应的 mRNA 靶基因基因本体（gene ontology，GO）富集示意条形图，如彩图 1 所示。

彩图 1 中，横坐标表示基因富集的个数，纵坐标表示 GO 富集类型。其从上到下依次为 GO:0086064~cell communication by electrical coupling involved in cardiac conduction（参与心脏传导中的细胞通信电耦合）、GO:0086012~membrane depolarization during cardiac muscle cell action potential（心肌细胞动作电位的膜去极化）、GO:0086005~ventricular cardiac muscle cell action potential（心室肌细胞动作电位）、GO:0086004~regulation of cardiac muscle cell contraction（心肌细胞收缩的调节）、GO:0060048~cardiac muscle contraction（心肌收缩）、GO:0048704~embryonic skeletal system morphogenesis（胚胎骨骼系统发生形态）、GO:0044325~ion channel binding（离子结合通道）、GO:0043524~negative regulation of neuron apoptotic process（神经元凋亡的负调控过程）、GO:0035584~calcium-mediated signaling using intracellular calcium source（利用细胞内钙源进行钙介导的信号转导）、GO:0030878~thyroid gland development（甲状腺发育）、GO:0019901~protein kinase binding（蛋白激酶结合）、GO:0010881~regulation of cardiac muscle contraction by regulation of the release of sequestered calcium ion（通过调节游离钙离子的释放来调节心肌收缩）和 GO:0005886~plasma membrane（质膜）。

2. 组合条形图

组合条形图通常以两种或两种以上颜色的长方形来进行多个对象的统计。

【例 3.2】分别统计某医院某科室 5 名护士的基础护理理论和实践考试成绩，以组合条形图的形式展现，横坐标表示护士姓名，纵坐标表示单科成绩，如图 3-2 所示。

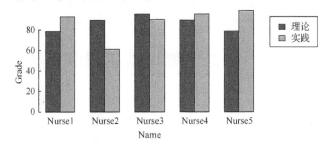

图 3-2　护士成绩组合条形图

3. 堆积条形图

当有多个数据系列并且希望强调总数值时，可以使用堆积条形图来展示数据。

堆积条形图能够显示单个项目与整体之间的关系，它不仅可以直观地显示每个系列的值，还能够反映出系列的总和，因此当需要查看某项综合值以及各系列值的比重时，最适合使用堆积条形图。

【例 3.3】将例 3.2 中的 5 名护士的基础护理理论和实践考试成绩，用堆积条形图展现，横坐标表示护士姓名，纵坐标表示总成绩，如图 3-3 所示。

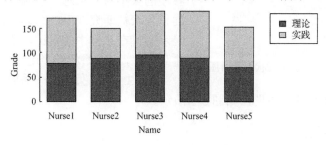

图 3-3　护士成绩堆积条形图

## 3.1.2　直方图

直方图（histogram）通过一系列高度不等的纵向条纹或线段表示数据分布的情况。虽然都是柱状，但与条形图的区别在于条形图是针对离散型的数据，而直方图考察的是连续型数据。直方图是连续型数据分布的精确图形表示，常用于对总体的分布特征进行推断[23]。例如，频数分布直方图能够显示各组频数分布的情况，易于显示各组之间频数的差别。

【例 3.4】某校一次体检中，测量 120 名男生的身高，绘制带正态曲线的身高直方图，如图 3-4 所示。从图 3-4 绘制的直方图中可以判断出这 120 名男生的身高频数差别，通过叠加的正态曲线可以简单地判断出这组数据基本符合正态分布。

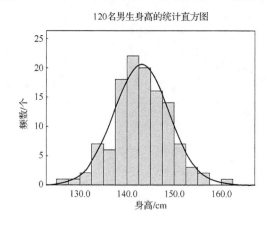

图 3-4　男生身高统计直方图

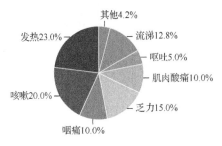

图 3-5 感冒患者自述症状统计饼图

### 3.1.3 饼图

饼图（pie chart）以圆内各扇形的大小表示变量值的大小，用以显示一个数据系列中各项的大小与各项总和的比例。圆形的整个面积代表被研究现象的总体。由于饼状图只显示变量在总体中的占比，不能表达变量的排列顺序，因此饼状图多用于表示分类数据。

【例 3.5】某医院第一季度内科接待的感冒患者自述症状统计饼图，如图 3-5 所示。

### 3.1.4 散点图

散点图（scatter graph）使用一系列散点在直角坐标系中展示变量的数值分布。在二维散点图中，通过观察两个变量的数据变化，判断二者之间是否存在数量关联的趋势。如果变量之间存在某种相关性，那么大部分的数据点就会相对密集并以某种趋势呈现。

一些离集群较远的点称为离群点或者异常点。如果变量之间不存在相关性，那么在散点图上就会表现为随机分布的离散点。各种相关性类型在散点图上的分布如图 3-6 所示。

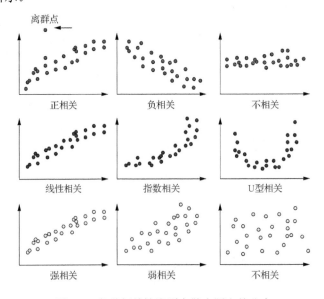

图 3-6 各种相关性类型在散点图上的分布

【例 3.6】观察甲基化位点 cg04544154 与 TGFB3 基因表达量的散点图，横坐标表示甲基化位点 cg04544154 的数据（表达量用 $\beta$ 值表示），纵坐标是 TGFB3 基因表达谱数据，如图 3-7 所示，可以判断出二者具有相关性。（例题和图片来源：Integrative Analysis of DNA Methylation and Gene Expression to Determine Specific Diagnostic Biomarkers and Prognostic Biomarkers of Breast Cancer[24]。）

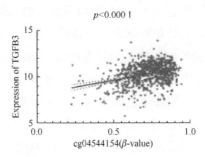

图 3-7　用散点图表示甲基化位点与基因表达量的相关性

## 3.1.5　折线图

折线图（line chart）可以显示随时间变化的连续数据，因此非常适用于显示在相等时间间隔下数据的分布趋势。在折线图中，类别数据沿水平轴均匀分布，变化数据沿垂直轴均匀分布。

【例 3.7】用折线图表示 A、B 两种药物用药剂量和反应的对比[25]，横坐标表示药物的剂量，纵坐标表示药物的反应效率（%），药物类型（drug type）分别用空三角 A 和实三角 B 表示，如图 3-8 所示。

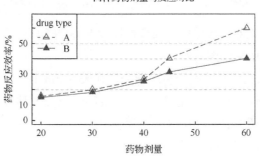

图 3-8　表示药物剂量和药物反应的折线图

## 3.1.6　箱线图

箱线图（box plot），又称为盒须图、箱形图、盒式图，是一种显示数据分布情况的常用统计图。箱线图因形状如箱子而得名，提供了只用 5 个点对数据集做简单总结的方式，"箱子"从下到上展示的是最小值（除离群值外）、下四分位（25%）数、中位（50%）数、上四分位（75%）数以及最大值（除离群值外）。其中，上四分位数和下四分位数之间的距离称为四分位距（inter-quartile range，IQR），超出上下四分位数 1.5 倍 IQR 的值被认为是离群值，如图 3-9 所示。它可以用单一的图形同时表示数据的集中趋势、离散程度和分布的形状，多个箱线图也可用来比较多组数据的分布特征。箱线图能够直观地识别数据中的异常值。

【例 3.8】绘制例 3.4 中 120 名男生的身高箱线图。从图 3-10 中可以看出这 120 名男生的身高集中区域，以及判断出记录 9 和 10 为离群点。

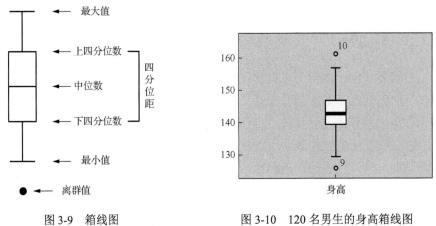

图 3-9　箱线图　　　　　　　　　图 3-10　120 名男生的身高箱线图

【例 3.9】利用 TCGA 数据库中的数据比较 S100P 基因在不同种族中乳腺浸润癌的表达差异，并用箱线图表示。

图 3-11 中，从左到右的四个箱线图分别代表 Normal（正常）、Caucasian（高加索人种）、African-American（拉美人种）、Asian（亚洲人种），纵坐标表示 S100P 基因的表达量。由图 3-11 可知，S100P 基因相对高加索人种、拉美人种而言，在亚洲人种中乳腺浸润癌的表达量偏高。

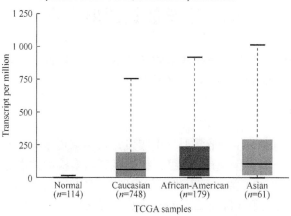

图 3-11　不同种族中乳腺浸润癌的表达差异箱线图

## 3.1.7　韦恩图

韦恩图（Venn diagram）也称为文氏图或 Venn 图，是一种表示集合与集合之间关系和运算的示意图，主要用于显示元素集合重叠区域。韦恩图中重叠的圆圈表示不同群组中相同的部分。

【例 3.10】假设有 20 名患者至少患冠心病、高血压、心梗、脑梗疾病中的一种，用韦恩图统计患多种疾病的人数，如图 3-12 所示。

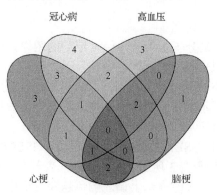

图 3-12　统计患多种疾病人数的韦恩图

# 3.2 医学数据图形进阶

医学数据统计图形很多是在基本的统计图上加上新的元素，形成新的风格和特色，使数据展现和表达更生动、更形象。

## 3.2.1 火山图

火山图（volcano plot）形状似火山喷发，常用来展示差异表达基因，和热图一起出现在芯片、转录组、蛋白质组、代谢组等组学检测技术的结果中。

【例 3.11】从 TCGA 数据库下载甲状腺癌患者的 RNA 数据。差异表达基因的筛选标准为错误发生率（false discovery rate，FDR）小于 0.05 且倍数变化绝对值大于 2。得到 568 个差异表达 lncRNA，其中有 326 个基因表达在肿瘤中上调、242 个下调。绘制其差异基因火山图，如彩图 2 所示。

彩图 2 是一张典型的火山图，描述了差异基因的情况。该火山图中每个点代表一个基因：$y$ 轴是 $-\log 10(\text{FDR})$，即对差异显著性 $p$ 值进行校正后的值取 $-\log 10$，数值越大说明 $p$ 越小，即越显著。$x$ 轴为实验组基因表达量比上对照组基因表达量的倍数差异 $\log 2$（FC）（fold change），即对 FC 取 $\log 2$，所以越靠两侧的点，其基因表达量上调或者下调幅度越大。火山图中点的颜色则代表是显著上调还是显著下调，在此图中红色表示显著上调基因，绿色表示显著下调基因，黑色表示没有差异的基因。

## 3.2.2 热图

热图（heat map）是分子生物学中经常用到的图像，用于对实验数据的质量控制和差异数据的具象化展示。用颜色变化反映二维矩阵或表格中的数据信息，直观地将数据值的大小以定义的颜色深浅表示出来。当应用于数值矩阵时，热图中每个单元格的颜色展示的是行变量和列变量交叉处的数据值的大小，若行为基因，列为样品，则是对应基因在对应样品的表达值。

【例 3.12】GEO 中 GSE78520、GSE94508 和 GSE97332 三个数据集中环状 RNA 差异基因的热图如彩图 3 所示。每一个方框表示一个基因，数值表示基因的表达量，负值表示下调，正值表示上调。颜色越深表示相对正常基因差异越大。

## 3.2.3 生存曲线

生存曲线（survival curve）是以生存时间为 $x$ 轴，生存率为 $y$ 轴，将各个时间点对应的生存率连接在一起绘制而成的连续曲线。生存曲线纵轴生存率为 50% 时所对应的横轴生存时间即为中位生存期。生存曲线一般呈折线或阶梯形曲线，随着时间的延长部分研究对象死亡，生存率会逐渐降低。当时间趋于无穷大时，生存率会趋于 0，表示每名患者的生存时间都是有限的。曲线下降平滑则说明高生存率，下降陡峭则代表低生存率。医学随访研究中，比较两条或多条生存曲线从而推断各总体之间生存状况是否有差异是生存分析的主要内容之一。

【例 3.13】利用 R 语言内置肺癌 Lung 数据集来进行生存数据可视化[26]，结果如彩图 4 所示。

彩图 4 所示为男性和女性肺癌患者的生存曲线，横坐标 Time 表示时间，纵坐标 Survival Probability 表示生存率。两种性别随生存时间的延长，生存率均呈下降趋势，但男性患者生存曲线始终位于女性患者生存曲线的下方，表明男性患者在随访期间死亡的可能性较大，生存率偏低。两组生存率的 $p$ 值小于 0.05，认为研究有统计学意义。从彩图 4 中可以直观地观测到男性的中位生存期在 250 天左右，女性的中位生存期在 400 天左右。

## 3.2.4 小提琴图

小提琴图（violin plot）因其形似小提琴而得名，是箱线图与核密度图的结合。箱线图展示了分位数的位置，小提琴图以基础分布的核密度估计为特征，展示了任意位置的密度，通过小提琴图可以查看密度分布。如图 3-13 所示，其外围的曲线宽度代表数据点分布的密度，数据越稠密则外围曲线越宽，数据越稀疏则外围曲线越窄；中间的箱线图则和普通箱线图意义相同，代表着中位数、上下分位数、极差等。

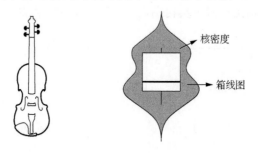

图 3-13　小提琴图

【例 3.14】根据 M2 型三阴乳腺癌巨噬细胞（tumor-associated macrophages，TAMs）基因进行分子分型的两个聚类的得分绘制小提琴图。横坐标 Cluster 表示聚类 1 和 2，纵坐标 Macrophage M2 score 表示巨噬细胞 M2 评分。从图 3-14 中可以看到两个 Cluster 整体的密度分布情况相近，但 Cluster2 的 TAM 评分显著升高。（例题和图片来源：Integrated analysis of single-cell RNA-seq and bulk RNA-seq unravels tumour heterogeneity plus M2-like tumour-associated macrophage infiltration and aggressiveness in TNBC[27]。）

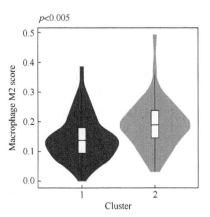

图 3-14　分子分型聚类小提琴图

## 3.2.5　树图

树图（tree graph）常用于分层聚类法，其主要思想是在聚类之前，先将每个样本或变量都各自看作一类，计算样本之间的距离，并以样本之间的距离定义类之间的距离。先将所有数据点中距离最近的一对合并成一个新类，并反复迭代这一过程，这样就每次减少一类，直至所有的样本或变量都归为一大类为止，最后可以根据聚类的结果画出一张聚类树图，直观地反映整个聚类过程，如图 3-15 所示。

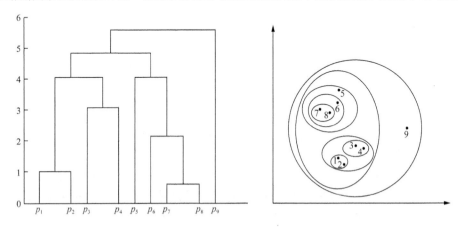

图 3-15　树图与聚类分析

【例 3.15】　以湖北省某医院 2020 年 3 月某日确诊为新型冠状病毒肺炎

（coronavirus disease 2019，COVID-19，简称新冠肺炎），病程 7～30 天，383 例在院患者为研究对象，对患者的苔腻、胸闷、气喘、乏力、咳嗽、发热、咯痰等常见症状进行层次聚类，探索 COVID-19 患者的中医辨证规律。

对 19 个常见症状进行层次聚类，从图 3-16 中粗线处划分可以聚类为三类：舌红，舌紫，苔黄、厚、腻，大便不畅，黄痰和口苦 8 个变量为一类；恶心、纳差、腹泻、乏力、失眠、咳嗽、白痰和气喘 8 个变量为一类；苔燥、便秘、虚汗三个变量为一类。结合中医病机分析 COVID-19 患者中期症候以湿阻肺脾证和湿热蕴肺证最为常见，部分患者可湿热化燥，提示病情可能转危，可能引发疫毒闭肺。（例题和图片来源：新型冠状病毒肺炎患者中医辨证规律[28]。）

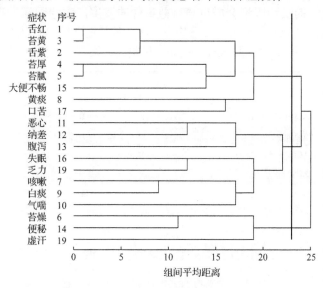

图 3-16　新冠肺炎患者常见症状层次聚类

## 3.2.6　森林图

森林图（forest plot）是一种简单直观地展示单一研究和汇总研究的图形，广泛应用于荟萃分析、观察研究和临床试验中。森林图由研究号、实验组和对照组研究例数、相对风险（块■表示单一研究的效应值，钻石◆表示全部研究的合并结果）、权重等组成。

森林图在平面直角坐标系中，以一条垂直的无效线（通常坐标 $X$=1 或 0）为中心，用平行于横轴的多条线段描述每个被纳入研究的效应量和置信区间（confidence interval，CI）。相对风险（效应量）与垂直线的相对位置标明实验组与对照组的差异。

当森林图中 95% 置信区间的横线与无效竖线相交时，可以认为实验组发生率与对照组发生率相等，这种情况说明研究结果是没有统计学意义的。

当森林图中 95%置信区间的横线不与无效竖线相交且落在无效竖线右侧，可认为实验组的发生率大于对照组发生率。若研究的事件是不利事件（如患病、发病、死亡等），实验组的实验因素会增加该不利事件的发生，实验因素为有害因素（危险因素）；若研究的事件是有益事件（如有效、缓解、生存等），实验组的实验因素会增加该有益事件的发生，实验因素为有益因素。

当森林图中 95%置信区间的横线不与无效竖线相交且落在无效竖线左侧，可认为实验组的发生率小于对照组发生率。若研究的事件是不利事件，实验组的实验因素会减少该不利事件的发生，实验因素为有益因素（保护因素）；若研究的事件是有益事件，实验组的实验因素会减少该有益事件的发生，实验因素为有害因素。

【例 3.16】通过森林图研究与食管癌预后相关的长链非编码RNA（long non-coding RNA，lncRNA）的 Cox 生存 Hazard Ratio（风险比）模型，如图 3-17 所示。

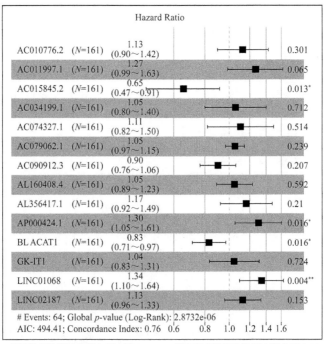

*表示相应的统计显著水平小于 0.05，**表示相应的统计显著水平小于 0.01。

图 3-17 食管癌预后相关 lncRNA 的森林图

森林图第一列数据表示 lncRNA 名称，第二列是样本个数，第三列是 95%的置信区间，最后一列数据是 95%的置信区间相对应的 $p$ 值。森林图左下角给出了出现结局事件的个数 Events，Cox 生存模型的 $p$ 值 Global $p$-value，AIC（Akaike information criterion）信息准则值和 C-index 值来衡量模型的拟合度和一致性。从图 3-17 中可以筛选出和预后相关的 lncRNA 基因有 4 个，其 95%的置信区间都不与无效竖线相交。研究的因素是 Cox 生存的危险因素，因 AC015845.2、BLACAT1 落在无效竖线左侧，表示有较好效果；AP000424.1、LINC01068 落在无效竖线右侧，表示预后效果较差。

## 3.2.7　气泡图

气泡图（bubble chart）一般用来表示三维数据，是散点图的扩展，它用气泡来表示散点图的数据，又在普通散点图的基础上增加了第三个变量，即气泡的大小。$x$ 轴表示第一维数据值，$y$ 轴表示第二维数据值，气泡半径的大小表示第三维数据值。

【例 3.17】用气泡图表示一组和子宫内膜癌相关的基因京都基因和基因组百科全书（Kyoto encyclopedia of genes and genomes，KEGG）富集可视化结果，如图 3-18 所示。图中 $y$ 轴表示基因富集的通路，$x$ 轴表示相应通路上的富集基因的比率，气泡大小表示富集基因的数量，颜色表示相应的 $p$ 值。气泡半径越大，表示富集在某一通路上的基因越多。

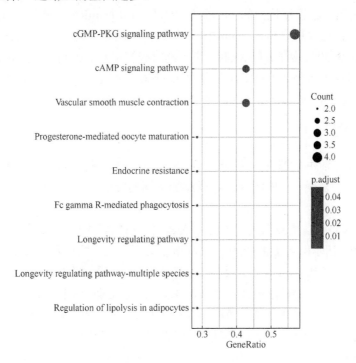

图 3-18　KEGG 分析的气泡图

基因富集通路从上到下依次为 cGMP-PKG signaling pathway（cGMP-PKG 信号通路）、cAMP signaling pathway（cAMP 信号通路）、Vascular smooth muscle contraction（血管平滑肌收缩）、Progesterone-mediated oocyte maturation（孕酮介导的卵母细胞成熟）、Endocrine resistance（内分泌抑制）、Fc gamma R-mediated phagocytosis（FcγR 介导的吞噬作用）、Longevity regulating pathway（寿命调节通路）、Longevity regulating pathway - multiple species（寿命调节通路-多物种）、Regulation of lipolysis in adipocytes（脂肪细胞脂解的调节）。

### 3.2.8　桑基图

桑基图（Sankey diagram），即桑基能量分流图，也称为桑基能量平衡图。它是一种特定类型的流程图，图中延伸的分支的宽度对应数据流量的大小，比较适用于用户流量、金融等数据的可视化分析。在医学文章中，可以利用桑基图来展示内源竞争 RNA（competing endogenous RNAs，ceRNA）网络、功能富集等。

【例 3.18】利用桑基图建立胆管癌中与 lncRNA 相关的 ceRNA 调控网络。

该网络包括胆管癌特异的 116 个 lncRNA、13 个 miRNA 和 60 个 mRNA。从彩图 5 中可直观地观察到 hsa-mir-211 是 ceRNA 网络中连接度（Degree）最高的基因（Degree=50），因此可以推断，它可能对胆管癌发病机制产生重要影响，同时 ceRNA 网络还显示差异 lncRNA 与差异 mRNA 的间接相互作用。（例题和图片来源：Construction and Investigation of a lncRNA-Associated Cholangiocarcinoma[29]。）

### 3.2.9　圈图

生物信息学中的富集分析除了用条形图、气泡图表示外，也可以用圈图（circle graph）来表示。圈图因其可以添加不同的圈层，所以可以用来表现更为丰富的信息。

【例 3.19】用富集圈图展现差异基因富集分析的结果。

如彩图 6 所示，富集圈图的第一圈为富集项的分类，圈外为基因数目的坐标尺；第二圈为背景基因中该分类的数目以及 $q$ 值或 $p$ 值，基因越多条形越长，值越小颜色越红；第三圈为上下调基因比例条形图，深紫色代表上调基因比例，蓝色代表下调基因比例，下方显示具体的数值，当输入的差异基因数量只有一列（未区分上下调）时，第三圈显示前景基因的总数目；第四圈为各分类的富集系数（该分类中差异基因占分类基因总数的比值）[30]。（例题和图片来源：Single-cell RNA-Seq reveals the transcriptional landscape and heterogeneity of skin macrophages in Vsir -/- murine psoriasis[31]。）

# 3.3　医学知识图谱

## 3.3.1　医学知识图谱概述

医学知识图谱泛指各种大型医学知识数据库，是把所有不同种类的信息连接在一起而得到的一个关系网络。知识图谱把结构化、非结构化的数据通过数据抽取，融合在一起构建知识领域模型，体现了数据治理、语义连接的思想，有利于大规模数据的利用和迁移。目前，在医学领域积累了海量的医学数据，知识图谱可以将医学知识检索、临床诊断、医疗质量管理、电子病历及健康档案进行智能化处理。例如，"疾病-科室"知识图谱可以进行导诊和指导患者网上挂号，"临床路径"知识图谱可以作为知识库为医生提供相关专业文献。

知识图谱由实体、关系、属性三元组构成，如"实体-关系-实体"或者"实体-属性-值"。例如，新冠肺炎的主要症状之一是发热，新冠肺炎和发热是具体的实体，实体类型分别是疾病和症状，而主要症状则描述了这两个实体之间的关系，从而可以用一个三元组（新冠肺炎，主要症状，发热）来表示这条知识图谱，如图 3-19 所示。在知识图谱中，实体可以看作节点，实体间的关系可以看作节点与节点之间的边。

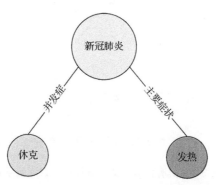

图 3-19　新冠肺炎的知识图谱三元组

## 3.3.2　医学知识图谱应用

【例 3.20】构建 COVID-19 知识图谱。彩图 7 展示了一个从新冠病毒的科学文献中构建的关系网络。文中构建的知识图谱包含 145 篇研究文章中发表的关于 COVID-19 的信息。其目前包含 3 954 个节点，涵盖 10 个实体类型，如蛋白质信息、基因信息、生化和生理机制等，包含 9 484 个关系，如增加、减少和关联，展现了包括宿主-病原体间的相互作用以及与 COVID-19 相关的症状等知识网络。（例题和图片来源：COVID-19 Knowledge Graph: a computable, multi-modal, cause-and-effect knowledge model of COVID-19 pathophysiology[32]。）

在国内，中文知识图谱的构建与知识计算也有大量的研究和开发应用，取得了很多有价值的研究成果，图 3-20 所示为中医药服务平台（http://www.tcminformatics.cintcm.ac.cn:8080/）发布的红参知识图谱，通过图谱可以了解红参的类型、异构名称、用法等多方面的信息。具有代表性的部分国内知识图谱平台如表 3-1 所示。这些知识库出现为解决信息技术的智能检索提供了新的方法和思路，必将使语义网络技术发挥更大的作用。

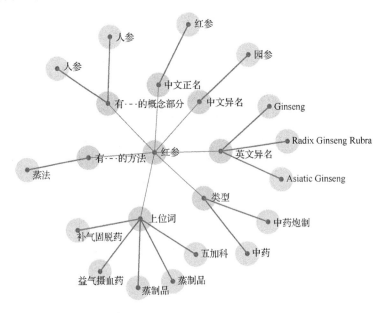

图 3-20　红参知识图谱

表 3-1　具有代表性的部分国内知识图谱平台

| 研发机构 | 知识图谱平台名称 |
| --- | --- |
| 中国科学院计算技术研究所 | OpenKN |
| 中国科学院计算机语言信息中心 | 知网（HowNet） |
| 中国科学院数学研究院 | 知件（Knowware） |
| 上海交通大学 | zhishi.me |
| 百度 | 知心 |
| 搜狗 | 知立方 |
| 清华大学 | XLore |

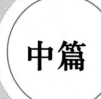

# 中篇

# 生物信息学与网络药理学数据分析

　　本篇主要介绍生物信息学与网络药理学的基本概念、研究对象以及详细的数据处理过程和步骤，并提供完整的分析实例，使读者可以快速掌握生物信息学与网络药理学的数据分析技术。

# 第4章 生物信息学数据分析

随着生命科学和计算机科学的迅猛发展，生命科学和计算机科学相互结合形成了一门新的学科——生物信息学（bioinformatics）。它是研究生物信息的采集、预处理、分析和解释等数据分析过程的学科，旨在通过生物学与计算机科学技术的共同作用来揭示各种生命现象本质及其背后的分子作用机制。

## 4.1 生物信息学概述

### 4.1.1 生物信息学研究的对象

#### 1. 基因组

基因组（genome）是指生物体所有遗传物质的总和。这些遗传物质包括 DNA 或 RNA（病毒 RNA）。基因组 DNA 包括编码 DNA 和非编码 DNA、线粒体 DNA 和叶绿体 DNA。一个生物体的基因组是指一套染色体中的完整的 DNA 序列。

#### 2. 转录组

转录组（transcriptome）广义上是指特定细胞在某一功能状态下所能转录出来的所有 RNA 的总和，包括信使 mRNA、核糖体 rRNA、转运 tRNA 及非编码 lncRNA；狭义上是指所有 mRNA 的集合。

#### 3. 蛋白质组

蛋白质组（proteome）是指一个细胞、一类组织或一种生物的基因组所表达的所有蛋白质。蛋白质组是一个动态的概念，不同物种、不同生物个体以及同一生物体在不同发育阶段或不同实验条件下，其表达的蛋白质都会不同[33]。

### 4.1.2 生物信息学研究的内容

#### 1. 测序数据处理与分析

新一代测序技术发展迅速，能以更高通量、更低成本快速完成基因组和转录组的测序，基因测序相关产品和技术已由实验室研究逐步走向临床应用。人们希望通过对获得高通量数据的处理与分析获知其中对应蛋白质编码的基因、基因调控序列，进而解释和预测基因功能，揭示疾病发病机制等。对海量测序结果深度挖掘和分析已成为生物信息学研究中的重要课题。

2. 多组学数据整合

新一代测序技术使人们能从 DNA、RNA 和蛋白质等多方面分析问题，产生了包括基因组学、转录组学、蛋白质组学和代谢组学的多组学技术。多组学整合分析可以将来自不同组学的数据源进行归一化处理、比较分析，建立不同组学之间数据的关系，综合多组学数据对生物过程从基因、转录、蛋白质和代谢水平等方面进行全面深入的阐释，从而更好地对生物系统进行全面了解。

3. 基因网络分析

基因网络是指通过多种转录调控、蛋白质相互作用等形成的分子网络，可深入地反映基因之间的表达调控关系，包括构建基因调控网络、miRNA 调控网络、基因共表达网络、识别网络模块和标志物、分析癌症的分子网络机制等。

4. 蛋白质结构预测与表达分析

蛋白质是一种生物大分子，具有特定、复杂的空间结构。为了便于认识和分析，通常将蛋白质结构分为四个层级。利用未知蛋白质的一级序列信息和已知蛋白质的空间结构信息来预测未知蛋白质的空间结构，有助于研究蛋白质结构与功能之间的关系，分析蛋白质在特定状态下的表达可以揭示蛋白质参与机体生长、发育、代谢调控等的规律。

5. 表观遗传生物信息学

表观遗传是指不能用 DNA 序列改变来解释的稳定遗传性状。研究表明，由核小体、DNA 甲基化、组蛋白修饰构成的表观基因组在癌症、阿尔茨海默病等复杂疾病中发挥着重要的调控作用。利用生物信息学可以深入了解 DNA 甲基化、组蛋白修饰作用，挖掘疾病重要过程的潜在生物标记物和潜在研究靶点[34]。

6. 中医药系统生物学和网络药理学

用信息、系统的观点和方法研究中医药，通过建立基于化学、基因组特征推断药物靶标相互作用的统计模型，探究中药的网络调节机制和识别中药方剂的活性成分与协同机制，发现药物靶点的作用通路。对这方面理论和应用的研究将推进中医现代化的发展，促进中西医学的沟通。

# 4.2 基因差异表达分析

## 4.2.1 基因表达

所谓基因表达，就是从 DNA 到 mRNA 再到蛋白质的一个过程，基因表达水平一般是通过该基因转录的 mRNA 的多少来衡量的，每个基因转录产生的 mRNA 的量，是受时间、空间等多种因素调控的，个体在不同的生长发育阶段，或者不同的组织水平，基因转录出 mRNA 的量都是不一样的。这些数据可以用于分析哪些基因的表达发生了改变，基因之间有何相关性，在不同条件下基因的活动是如何受影响的等。它们在医学临床诊断、药物疗效判断、揭示疾病发生机制等方面发挥着重要的作用。检测细胞中 mRNA 丰度的方法有 cDNA 微阵列、基因芯片、RNA-seq（转录组测序技术）等。

DNA、RNA 和蛋白质是三种重要的生物大分子。DNA 是一切物质的遗传基础，通过转录成为 mRNA，mRNA 上的密码子可决定一种氨基酸并进一步翻译为蛋白质，很多种类的蛋白质在最终发挥功能时又经历磷酸化、糖基化、酶原激活等过程。DNA 的遗传信息决定生命的主要性状，mRNA 在信息传递中起着很重要的作用。因此，通过芯片检测或 RNA-seq 高通量测序得出来数据，就可以分析出哪些基因表达会沉默，哪些基因表达活跃，由此判断出基因在机体上的调节作用。基因上调就是基因转录成 mRNA 时受到正向调控，促进表达；基因下调就是受到抑制，表达量减少。

例如，当某种植物长期生长在高盐的环境中，该植物体内与抗盐相关的基因的表达量就会增加，以适应这种高盐环境，使植物能够生存下来，这时植物抗盐相关的基因表达水平就相对较高。

## 4.2.2 差异表达基因的相关概念

测序或者进行芯片表达谱实验的主要目的之一就是发现两个样本之间的差异表达基因（differentially expressed gene，DEG）。差异表达基因分析的目的是识别出两个条件下表达差异显著的基因，是目前比较常用的识别疾病相关基因的方法。

### 1. 差异表达基因

差异表达基因，是指一个基因在 RNA 水平处，在不同环境、压力、时间、空间等方面下，表达有显著性差异的基因。其被用于研究发育过程中关键基因的表达变化、突变中核心基因的表达发生的变化、细胞在受到药物处理后确定基因的表达变化等。

### 2. 差异倍数

差异倍数（fold change），是指两个样品中同一个基因表达水平的变化倍数，即实验组/对照组的倍数，表示的是两组之间是否具有差异，一般相差 2 倍以上是有意义的，所以 fold change>2 或|log2FC|>1 时认为两组之间有差异。

### 3. 差异显著性

差异显著性 $p$ 值是 $t$ 检验的一个值，表示概率。$t$ 检验是一种假设性检验，假设 $H_1$（实验组）来自 $H_0$（对照组），那么该假设成立的概率即用 $p$ 值表示。若 $p<0.05$，即表示 $H_1$ 来自 $H_0$ 的概率小于 0.05，根据小概率事件原理，认为 $H_1$ 不是来自 $H_0$，那么认为 $H_1$ 和 $H_0$ 有差异。

### 4. $q$ 值

在进行很多次假设检验时 $p$ 值会有假阳性，为了对 $p$ 值进行假阳性矫正，就要使用统计学方法进行"多检验矫正"，并计算得到 $q$ 值。

## 4.2.3 R 语言中差异分析包

在生物信息学中最常用的差异基因分析方法，就是应用 R 语言中的 edgeR、DESeq2 和 Limma 三大差异分析包。下面对三者的用法做简单介绍。

### 1. edgeR

edgeR 使用经验贝叶斯估计和基于负二项模型的精确检验来确定差异基因，通过在基因之间调节跨基因的过度离散程度，使用类似于 Fisher 精确检验，但适应过度分散数据的精确检验，来评估每个基因的差异表达。常用于分析 RNA-seq 数据。edgeR 分析差异表达基因的步骤如下。

（1）使用 Bioconductor（基于 R 语言的一个用于分析高通量基因组数据的工具）安装 edgeR 或载入已经装好的 edgeR 包——geRedgeRinstall.packages('BiocManager')或 library（edgeR）。

（2）构建基因表达矩阵。基因表达值矩阵的行是基因，列是样本，内容为基因表达量。

（3）构建 DGEList。DGEList 是 edgeR 分析流程中必需的对象，构建该对象需要提供表达量矩阵和分组信息（对照组/处理组）两类信息。

（4）过滤低表达量的基因数据，并进行标准化。

（5）差异表达分析。

① 计算差异倍数列表。

● 根据分组信息构建试验设计矩阵。

● 估算基因表达值的离散度。

● 模型拟合。edgeR 提供了多种拟合算法，如负二项广义对数线性模型和拟似然负二项广义对数线性模型。

● 输出了各基因的差异表达倍数表。模型的结果包含基因 ID、log2 转化后的差异倍数值、显著性 $p$ 值以及校正后的 $p$ 值（默认为 FDR 校正）等主要信息。

② 筛选差异表达基因。

根据差异倍数值以及 $p$ 值等手动筛选差异基因以及区分上调、下调的基因。

2. DESeq2

DESeq2 应用负二项式广义线性回归模型拟合基因的表达量，评估离散度和差异倍数的变化，并使用 Wald 检验进行分析。常用于分析 RNA-seq 数据。DESeq2 分析差异表达基因的一般过程和 edgeR 处理过程类似，但无须手动过滤一些低表达量的基因，DESeq2 能够自动识别这些低表达量的基因。DESeq2 分析差异表达基因的步骤如下。

（1）使用 Bioconductor 安装 DESeq2 或载入已经装好的 DESeq2 包。

（2）构建基因表达矩阵。

（3）计算差异倍数列表。

● 构建 DESeqDataSet 对象，包括对表达值的标准化以及存储输入值和中间结果等。

● 函数 DESeq( )是一个包含因子大小估计、离散度估计、负二项模型拟合、Wald 统计等在内的过程，结果将返回至 DESeqDataSet 对象。

（4）获得各基因的差异倍数变化和显著性 $p$ 值，用于差异基因筛选。

3. Limma

Limma 通过线性模型来估计不同分组中基因表达量的均值和方差，从而进行差异分析。其适用于分析多种数据分析，如芯片数据或高通量测序数据。Limma 分析差异表达基因的步骤如下。

（1）使用 Bioconductor 安装 Limma 或载入已经装好的 Limma 包。

（2）输入基因表达矩阵。

（3）将基因表达标准化并转化为 log2 的值。

（4）设置分组信息。

（5）通过加权或广义最小二乘法对每个基因拟合线性模型，并通过经验贝叶斯方法计算出适度的 $t$ 统计值、$F$ 统计值和差异表达值，最后获得差异基因分析结果。

4. 三个差异分析的 R 包的比较

三个 R 包得到的差异基因数目差别不是很大；edgeR 包和 DESeq2 包得到的差异基因更相似；Limma 包得到的差异基因准确率最高，但假阴性高；edgeR 包能得到更多的差异基因，但假阳性高；Limma 分析速度最快，DESeq2 分析速度最慢[35]。

## 4.2.4 差异基因分析实例

1. 研究对象

下载的 TCGA 数据库甲状腺癌症患者的 RNA 中的长链非编码 RNA（lncRNA）数据，包含甲状腺癌症患者 472 例癌组织的 lncRNA 表达数据以及 58 例癌旁组织的 lncRNA 表达数据，临床数据 502 例。

2. 研究方法

使用 edgeR 软件包进行基因差异表达分析。差异表达基因的筛选标准为 $p<0.05$ 且倍数变化绝对值大于 2。

3. 研究结果

得到 568 个差异表达 lncRNA，其中有 326 个基因表达在肿瘤中上调、242 个基因表达下调。用 Heat Map 软件包绘制差异基因的火山图，如彩图 8 所示，图中红色表示上调基因，绿色表示下调基因。

# 4.3 基因筛选与生存分析

在进行生存分析的过程中，如果得到的差异基因数量过多，可以用 LASSO

回归方法进一步筛选出部分表达水平与患者生存相关联的候选基因，对这些候选基因的表达水平进行多因素 Cox 回归分析，构建风险模型，此模型可通过 Kaplan-Meier 生存分析进行评估。

## 4.3.1 LASSO 筛选

最小绝对值收敛和选择算法（least absolute shrinkage and selection operator，LASSO）回归是线性回归方法中的一种，其在最小二乘基础上增加了一个惩罚项来对估计参数进行压缩，当参数缩小到小于一个阈值时，就令它变为 0，从而选择出对因变量影响较大的自变量，并计算出相应的回归系数，最终能得到一个比较精简的模型。LASSO 在处理存在多重共线性的样本数据时有明显的优势，可以达到特征选择的目的[36]。采用 R 语言中的 glmnet 包进行 LASSO 回归的主要过程如下。

（1）下载并加载 glmnet 包。

（2）读入差异基因矩阵 V1、生存时间和状态 V2。

（3）采用 glmnet( )建模。其中，参数 family 取值"binomial"时，适用于二元离散因变量；取值"gaussian"时，适用于一维连续因变量；取值"mgaussian"时，适用于多维连续因变量。alpha=1 为 LASSO 回归，等于 0 就是岭回归。

```
myfit<-glmnet(v1,v2,,family="binomial",alpha=1)
```

（4）交叉验证，通过 glmnet 自带函数进行交叉检验。

```
myfit2<-cv.glmnet(v1,v2)
```

（5）找出阈值不为零的项。

```
coe<-coef(myfit,s=myfit2$lambda.min)
act_index<-which(coe !=0)
act_coe<-coe[act_index]
row.names(coe)[act_index]
```

## 4.3.2 多因素 Cox 建模

Cox 模型全称为比例风险回归模型（proportional hazards model），以生存结局和生存时间为因变量，它可同时分析多个因素对生存时间的影响，主要用于肿瘤和其他慢性病的预后分析，也可用于队列研究的病因探索。R 语言中 survival 包的 coxph 函数可用于求 Cox 模型的参数估计、置信区间等。具体操作步骤如下。

（1）下载软件包并加载，survminer 包可进行生存分析可视化。

```
install.packages(c("survival","survminer"))
library("survival")
library("survminer")
```

（2）读入数据，这里调用 R 语言内置肺癌数据。

```
data("lung")
```

（3）计算回归。

```
res.cox<-coxph(Surv(time, status) ~sex+age+ph.ecog, data=lung)
```

（4）作图，这里生成的图是森林图，如图 4-1 所示。

```
ggforest(res.cox,fontsize=1)
```

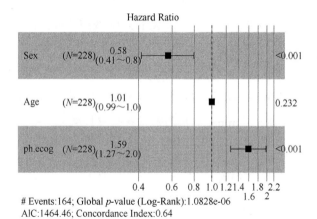

图 4-1　Cox 回归的森林图

## 4.3.3　KM Plot 可视化

从多因素 Cox 选出和生存分析有关的基因，进行生存分析。生存分析的可视化可用 KM 曲线展示，KM 曲线分析可参考第 3 章 3.2.3 节中的生存曲线。

用 R 语言生成 KM 曲线的过程如下。

（1）载入 R 语言包。

```
library("survival")
library("survminer")
```

（2）载入并查看数据集，这里调用 R 语言内置肺癌数据。

```
data("lung")
head(lung)
```

（3）构建模型。

```
fit<-survfit(Surv(time,status)~sex,data=lung)
```

（4）利用 survminer 绘制 KM 曲线，如彩图 9 所示。

```
p1<-ggsurvplot(fit)
```

## 4.3.4  实例分析

### 1. 研究对象

下载的 TCGA 数据库食管癌患者的 RNA 中的 lncRNA 数据，包含食管癌患者的 162 例癌组织的 lncRNA 表达数据，以及 11 例癌旁组织的 lncRNA 表达数据，临床数据包含 164 例。

### 2. 差异分析

用 edgeR 软件包进行基因差异表达分析。差异表达基因的筛选标准为 FDR<0.05 且倍数变化绝对值大于 2。最终得到 601 个差异表达 lncRNA，其中，有 370 个基因表达上调、231 个基因表达下调。

### 3. LASSO 回归筛选与食管癌预后相关的 lncRNA

在 601 个具有差异的 lncRNA 基因中应用 LASSO 回归筛选出 14 个 lncRNA，分别为 AC010776.2、AC011997.1、AC015845.2、AC034199.1、AC074327.1、AC079062.1、AC090912.3、AL160408.4、AL356417.1、AP000424.1、BLACAT1、GK-IT1、LINC01068 和 LINC02187。

### 4. 鉴定具有预后意义的 lncRNA

对第 3 步筛选出的 lncRNA 采用多因素的 Cox 回归分析方法进行分析，共鉴定出 4 个具有预后价值的 lncRNA，分别是 AC015845.2、BLACAT1、AP000424.1 和 LINC01068，并构建预后风险评分模型。其回归森林图如图 4-2 所示。

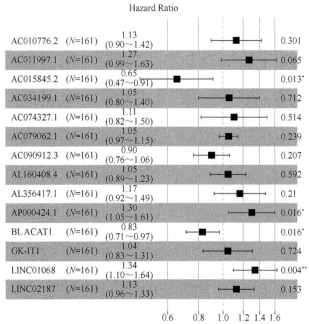

图 4-2　TCGA 食管癌 lncRNA 的 Cox 回归森林图

5. 生存分析

将前面得到的 AP000424.1、AC015845.2、BLACAT1、和 LINC01068 四个 lncRNA 进行生存分析，根据风险评分将患者分为低风险（low expression）和高风险（high expression），并进行生存分析以评估风险评分的预后预测价值，分别生成如彩图 10（a）～（d）所示的生存曲线图。

彩图 10(a)中 p 值大于 0.05 无统计学意义，彩图 10(b)中高风险即 AC015845.2 表达量高有利于生存，彩图 10（c）中 BLACAT1 对生存的影响前高后低，彩图 10（d）显示 LINC01068 低风险有利于生存。

# 4.4　GO 与 KEGG 分析

## 4.4.1　基因功能注释和基因富集分析

随着高通量测序的发展，后基因组时代的来临，使基因组学研究的重心从发现基因变异转向了"功能基因组学"，也从单个基因分析转变为系统水平上的研究。

因此，对基因的功能注释和富集分析成为当代基因组学研究的重点和数据分析的常规方法。

基因功能注释（functional annotation）是结合生物学、遗传学和生物化学等学科的专业知识，通过生物信息学、统计学、计算机科学和数据库技术等方法，从海量数据库中检索相关信息，从而对基因功能进行高通量注释和推断的方法。

基因富集分析（gene set enrichment analysis）是通过研究某个生物学过程或从属于生物学过程的一系列基因在特定的条件下的表达状况，来确定此生物学过程是否发生变化或生物学功能是否受到影响的技术。

### 1. 基因功能注释的基本思想

功能注释是将生物学信息附加到基因或蛋白质序列的过程。功能注释可以根据已注释的信息，利用序列相似性原则，注释未知序列，也可查找文献资料注释基因功能。功能注释包括以下三个主要步骤。

（1）确定基因组中不编码蛋白质的部分。

（2）鉴定基因组中的元素（基因预测）。

（3）给这些元素添加生物学信息。

例如，使用 NCBI 做一个蛋白质序列注释，可以先下载已注释的蛋白质序列，格式化数据成基本局部比对搜索工具（basic local alignment search tool，BLAST）库，将需要注释的序列与这个 BLAST 库比对，找到相似度高的已注释的蛋白质序列号，通过此序列号在 NCBI 中的 gene_info.gz（包含 Gene 的 gene_name 等数据）和 gene2access（包含 NCBI 所有的 accession 数据）文件信息中找到蛋白质序列的 Gene 号，然后利用此号通过 gene2go 数据（Gene 与 GO 之间的一一对应的数据）找到 GO 号，最后利用 GO 号找到其注释信息即可。

### 2. 基因富集分析的基本思想

基因富集分析是分析基因表达信息的一种方法，富集是指将基因按照先验知识，也就是基因组注释信息进行分类。基因功能富集分析具体是指借助各类数据库和分析工具进行统计分析，挖掘数据库中与要研究的生物学问题具有显著相关性的基因功能类别。它的统计原理是用超几何分布来检验一组基因（共表达或差异表达）中某个功能类的显著性，通过离散分布的显著性分析、富集度分析和假阳性分析，得出与实验目的有显著关联的、低假阳性率的靶向性的基因功能类别[37]。基因富集分析的主要步骤如下。

（1）计算 $p$ 值（该值代表列表中蛋白质的过表达）。

（2）根据 $p$ 值评估节点或路径的统计显著性。

（3）归一化分析每组蛋白质的 $p$ 值，并为多个假设检验计算错误发现率。

## 4.4.2　GO 与 KEGG 数据库

为了解决按基因功能分类的规范化和统一化问题，相关学者和组织建立了很多基因功能注释数据库，比较著名和常用的是基因本体（Gene Ontology，GO）数据库和京都基因与基因组百科全书（Kyoto Encyclopedia of Genes and Genomes，KEGG）数据库。

### 1. GO 数据库

#### 1）GO 数据库概述

GO 数据库是由基因本体论联合会建立的使用结构化精准定义描述基因及其基因产物功能的数据库，其建立的目的是建立描述基因功能的标准词汇体系，以规范和整合不同数据库的知识，为研究者提供更有效、更全面的基因功能检索，其主页如图 4-3 所示。GO 注释分为三大类，分别是分子生物学功能（molecular function，MF）、生物学过程（biological process，BP）和细胞学组分（cellular components，CC），GO 数据库从三个方面的结构化术语涵盖一个基因产物[38]。

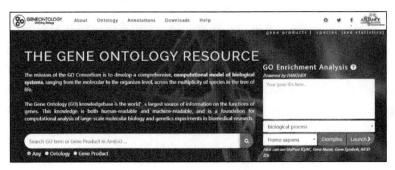

图 4-3　GO 数据库主页

#### 2）GO 注释

GO 注释是对某个特定基因功能的描述。每条 GO 注释由一个基因和相应的 GO term 组成。GO 注释是指利用 GO 数据库存储的术语描述基因产物，实现对基因和基因产物的位置、功能的规范化描述和归类。GO 统一了所有物种中基因和基因产物属性的表示形式。研究者可以通过 GO 网站或相关的 GO 分析软件（如 Amigo）上传需要检索的基因或基因产物名字，获得 GO 数据库中关于这些基因或基因产物的匹配信息，从而进行基因的功能注释，也可以上传一段新的序列，通过 BLAST 查询各物种的同源基因或基因产物，进而推断该基因的功能。GO 数据库也允许用户从网站上下载独立的注释数据库文件，开发自己的注释软件。GO

注释分析的应用范围如下。

- 整合来自不同物种的蛋白质组学数据。
- 对差异蛋白质进行分类。
- 预测特定蛋白质结构域。
- 识别涉及某些疾病的基因。

3）GO 富集分析

GO 富集分析是指对一个基因集进行功能富集分析，使用超几何分布算法获得该基因集中的基因显著富集的功能。一般会有一个显著性的阈值，通常取 $p<0.05$。例如，给定一组在特定条件下上调的基因，富集分析将使用该基因组的注释发现哪些 GO 术语被过度表达或未充分表达。

2. KEGG 数据库

1）KEGG 数据库概述

KEGG 数据库是由日本京都大学生物信息学中心的 Kanehisa 实验室于 1995 年建立的，以"理解生物系统的高级功能和实用程序资源库"著称。其目前是基因功能、基因产物在代谢通路中作用和基因产物生物化学性质较为常用的一个综合性数据库，分为系统信息、基因组信息、化学信息、健康信息四大类和 17 个子数据库，包括代谢通路、药物、疾病、基因序列及基因组等[38]，其主页如图 4-4 所示。

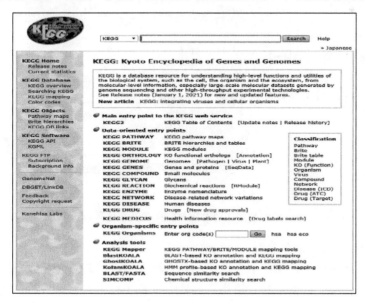

图 4-4 KEGG 数据库主页

2）KEGG 数据库注释分析

KEGG 是一个可以系统地分析细胞中基因产物的代谢途径以及这些基因产物的功能的数据库。在生物体中，不同的基因产物之间彼此协调以执行生物学功能。对差异表达基因途径的注释分析有助于进一步解释基因的功能。

3）KEGG 通路数据库

KEGG 的 PATHWAY 子数据库存储了大量人工总结和绘制的通路图谱，包含新陈代谢、遗传信息加工、环境信息加工、细胞过程、生物体系统、人类疾病和药物开发 7 种通路，涉及生物系统的细胞活动、信号转导、代谢过程、疾病过程的代谢变化，以及其中的各种分子之间的相互作用形式和相关的生化反应过程。因此，PATHWAY 数据库用于将基因信息通过细胞中的作用网来进行研究，可以获得细胞过程和组织系统层面的功能注释。图 4-5 显示了 PATHWAY 中人类基因PTEN 在 P53 信号通路中的位置。

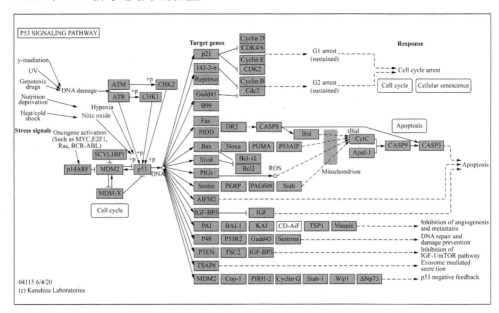

图 4-5　PATHWAY 中人类基因 PTEN 在 P53 信号通路中的位置

4）KEGG 通路富集分析

分析差异表达蛋白质在某一通路上是否过表达，即为差异表达蛋白质的通路富集分析。可以采用不同方法和软件工具进行 KEGG 通路富集分析。差异表达基因的 KEGG 富集分析有助于找到在实验条件下具有显著差异的生物调节途径。

## 4.4.3　富集分析数据库——DAVID

DAVID（the Database for Annotation, Visualization and Integrated Discovery，用于注释、可视化和集成发现的数据库）是一个生物信息数据库，整合了生物学数据和分析工具，为大规模的基因或蛋白质列表提供系统的综合的生物功能注释信息，帮助用户从中提取生物学信息。利用 DAVID 进行 GO 和 KEGG 分析的具体步骤如下。

（1）进入 DAVID 主页，如图 4-6 所示，选择"Start Analysis"（开始分析）命令。

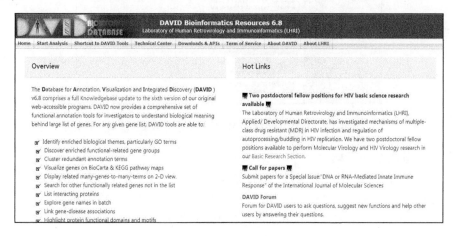

图 4-6　DAVID 主页

（2）输入基因集合，确认检索条件。

① 提交基因列表。在"Enter Gene List"（输入基因列表）中上传基因列表，输入格式是每行一个基因。

② 选择基因类型。在"Select Identifier"（选择类型）中选择上传的基因类型，若上传的是基因名（gene symbol），则在下拉菜单中选择"OFFICIAL_GENE_SYMBOL"（正式的基因名称）命令即可。

③ 在"List Type"（列表类型）中选择基因列表"Gene List"。

④ 单击"Submit List"（提交列表）按钮。

⑤ 提交基因列表之后，如果分析顺利，就会提示"Please note that multiple species have been detected in your gene list."这句话的意思是在提交的基因列表中检测到多个物种，需要确认选择的物种。若提交的基因的物种为人类，则选择"Homo Sapiens"命令，再单击"Use"按钮即可。

⑥ 操作完成后，就可以得到如图 4-7 所示的分析结果，图中折叠栏中分别是 GO 和 KEGG 的分析结果。

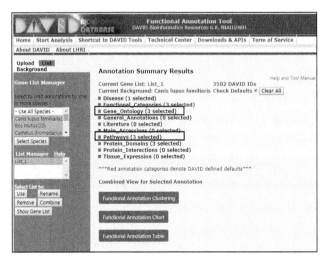

图 4-7　DAVID 中 GO 和 KEGG 分析结果折叠栏

（3）分析结果下载。

① 单击 GO 功能富集分析的结果折叠栏，其中 GOTERM_BP_FAT、GOTERM_CC_FAT、GOTERM_MF_FAT 是 GO 功能富集分析的结果，如图 4-8 所示。Pathways 折叠栏中的 KEGG_PATHWAY 是 KEGG 的分析结果。

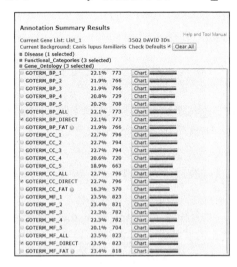
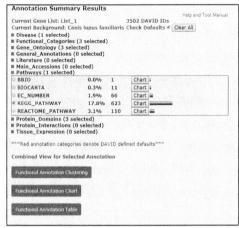

图 4-8　DAVID 中 GO 功能富集分析结果

② 单击每个栏目后面的"Chart"（图表）按钮即可找到 BP、CC、MF 和 KEGG 对应的详细结果，可单击"Download File"（下载文件）链接下载文件并保存文件，如图 4-9 所示。

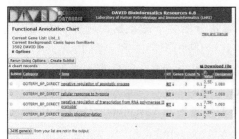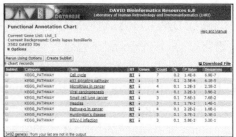

图 4-9　DAVID 中对应的详细结果

## 4.4.4　实例分析

### 1. 研究对象

下载的 TCGA 数据库中子宫内膜癌患者的 RNA 中的 lncRNA 数据，包含子宫内膜癌患者 550 例癌组织的 lncRNA 表达数据，以及 37 例癌旁组织的 lncRNA 表达数据，临床数据 543 例。

### 2. 差异对象

使用 edgeR 软件包进行基因差异表达分析。差异表达基因的筛选标准为 FDR<0.05 且倍数变化绝对值大于 2，得到 1 072 个差异表达 lncRNA，其中，有 595 个基因表达在肿瘤中上调、477 个基因表达下调。

### 3. 基因筛选

① 通过加权基因共表达网络分析选取和生存状态相关的 20 个基因进行考察，基因名称分别如下。

| | | | | |
|---|---|---|---|---|
| LINC02078 | AL008636 | AC026904 | TESC-AS1 | HPVC1 |
| AL008638 | AL139161 | AL133492 | AC092634 | AC090617 |
| AC034550 | AC068733 | DKFZP434A062 | LINC02280 | FP325330 |
| AC087749 | AC002306 | AP003472 | AL357673 | LINC01973 |

② 通过查找 lncRNA 靶基因数据库 MEM、startBase 和 Co-lincRNA 获得相应的 10 个靶基因，基因名称分别如下。

| SNAI2 | NID1 | PCBP3 | HIC1 | ASXL1 |
| CCKBR | ADRBK1 | ITGB4 | LPAR2 | COG8 |

### 4. 富集分析

通过 DAVID 网站进行 GO 和 KEGG 富集分析并下载数据,选择 $p<0.05$,用 R 语言中的 clusterProfiler 包进行可视化,其结果如彩图 11 和彩图 12 所示。

彩图 11 中,横坐标表示基因富集的个数,纵坐标表示 GO 富集类型。其从上到下依次为 Repressor(抑制物)、Palmitate(棕榈酸)、Lipoprotein(脂蛋白)、GO:0048565~digestive tract development(消化道发育)、GO:0007160~cell-matrix adhesion(细胞基质黏附)、GO:0000122~negative regulation of transcription from RNA polymerase II promoter(RNA 聚合酶 II 启动子转录的负调控)。

彩图 12 的详细解释参见图 3-18。

# 4.5 生物分子网络

由于生物体是一个复杂的系统,大量的生物分子、细胞器官以及各种组织间存在相互协调而又复杂的联系,需要新的技术手段来研究数量巨大的生物分子之间的相互作用及其生物学功能,因此生物分子网络应运而生。生物分子网络包括通路、模块、整体三个层次,并可通过图形或数学方法建立生物系统结构和行为的模型,在分子水平上揭示生物体的生长、发育、衰老以及疾病等的发生机制。

## 4.5.1 网络拓扑结构与类型

### 1. 拓扑结构

生物分子网络通常用图 $G=(V,E)$ 来表示,其中,$V$ 是网络的节点集合,每个节点代表一个生物分子,或者一个刺激因素;$E$ 是边的集合,每条边代表节点之间的相互关系。网络的节点以不同的形状、大小、颜色表示,边可以表示为不同类型、粗细、颜色的线条。例如,可以用节点表示差异 RNA,节点的颜色表示上调或下调属性,节点间的连线表示两个 RNA 之间有相互作用关系。

网络中一些处于枢纽位置的节点,称为网络核心节点。这些核心节点在网络中具有重要的地位,核心节点的缺失可能会引起模块和网络的分解,可以用“度”等一些节点属性来量化和找出核心节点。度是一个与节点连接的边的个数,是网络中节点最基本的属性;度的分布是指具有相同度的节点数占节点总数的比例,

表示为 $P(k)$，即用度为 $k$ 的节点个数除以总的节点个数。

#### 2. 生物分子网络的类型

生物分子网络是生物系统中包含很多不同层面和不同组织形式的网络。其中，基因调控网络、蛋白质相互作用网络、代谢网络与信号传导网络比较常见。

1）基因调控网络

在生物体生长发育和分化过程中，各个基因以一定的形式构成一个相互作用的网络，共同调节生命活动的进行状态。在真核生物中，基因的表达调控主要是通过编码蛋白质的 mRNA 的产生和行使生物学功能的调节与控制的过程。

2）蛋白质相互作用网络

蛋白质是生物学功能的体现者，蛋白质通过彼此之间的相互作用所构成的蛋白质相互作用网络来参与生物信号传递、基因表达调节、能量和物质代谢及细胞周期调控等生命过程的各个环节。

3）代谢网络

代谢网络是由细胞内的代谢反应以及调节这些反应的调控机制所组成的，用于描述细胞内代谢活动和生理过程的网络。

4）信号传导网络

信号传导的过程中多个生物分子在酶的作用下按照一定的顺序发生一系列生理化反应，由此得到信号传导通路。信号传导网络是指参与信号传导通路的分子和酶以及其间所发生的生化反应所构成的网络。

### 4.5.2 蛋白质互作网络与 STRING 数据库

#### 1. 蛋白质互作网络功能

蛋白质-蛋白质相互作用（protein-protein interaction，PPI）是指两个或两个以上的蛋白质分子通过非共价键形成蛋白质复合体的过程。蛋白质互作网络是指生命有机体内所有蛋白质之间互相作用构成的网络，蛋白质通过其参与如生物信号传递、基因表达调节、遗传物质复制、新陈代谢、细胞周期调控等生命活动的各个环节。因此，蛋白质互作关系对于了解蛋白质的工作原理和生命活动中的细胞组织、过程和功能，以及疾病状态下生物信号和能量代谢至关重要。构建蛋白质互作网络最重要的数据来自蛋白质-蛋白质相互作用数据库。

#### 2. STRING 数据库

STRING 数据库是一个用于预测蛋白质-蛋白质相互作用的数据库。STRING

v11.0 版本收录了 5 090 个物种、24 584 628 个蛋白质与 3 123 056 667 种相互作用信息。

　　STRING 数据库的实际用途非常广泛，既可以用于识别蛋白质-蛋白质相互作用，也可从中获得有关蛋白质的功能注释信息，可以提供某种蛋白质的名称或者序列。需要注意的是，如果在 STRING 数据库中输入的是单个蛋白质的名称，则默认返回指定物种中所有可能的与给定蛋白质具有相互作用的其他蛋白质信息；如果提供了多个蛋白质的名称，则返回指定物种中由给定蛋白质组成的相互作用网络。此外，STRING 数据库还提供了蛋白质互作网络的图片和数据下载。除了蛋白质互作关系，STRING 数据库在 Analysis 页面还提供了互作基因的 GO 和 KEGG 富集分析的结果，但在实际应用中，构建蛋白质互作网络功能使用较多。

　　3. 利用 STRING 数据库构建 PPI 网络

　　以输入多个蛋白质为例，查看这些蛋白质之间的互作关系，具体操作步骤如下。
　　（1）打开 STRING 数据库主页，输入多个蛋白质名称，如图 4-10 所示。如果蛋白质过多，则可以将所有蛋白质名称整理到一个文件中，然后直接上传文件。
　　（2）选择查询的物种，如果未知，则数据库会自动识别。

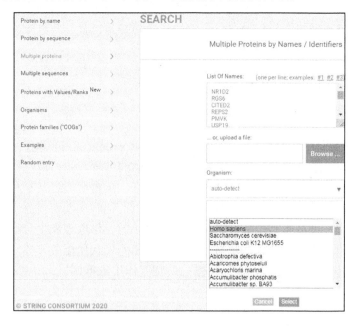

图 4-10　输入多个蛋白质名称

（3）单击"Search"按钮，STRING 数据库将通过给定蛋白质的名称，匹配数据库中对应的指定物种中的多个蛋白质条目，如图 4-11 所示。

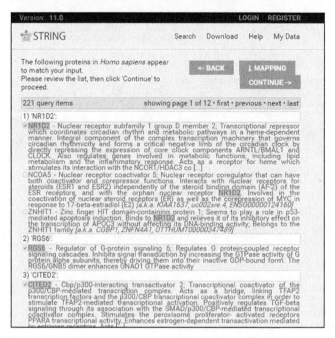

图 4-11　在数据库中匹配多个蛋白质条目

（4）生成蛋白质互作网络。在匹配页面中保持默认设置即可，单击"CONTINUE"按钮继续下一步，直到得到最终的检索结果为止，如图 4-12 所示。在网络图中，节点代表各蛋白质，节点标签为这些蛋白质的名称。若两个蛋白质之间存在相互作用，则以边连接，边的颜色反映了互作类型。若两个蛋白质之间的线不止一条，则表示这两个蛋白质之间的相互作用类型不止一种，既有实验验证的，也有数据推测的。

（5）互作关系筛选及网络编辑。原始的蛋白质互作网络需要进行一些调整。例如，不存在任何互作的蛋白质是否要删除，较低互作强度的边是否要过滤掉等。

对于网络布局，可以通过在网络中拖动节点的位置进行调整。对于边的调整，单击下方的"Setting"（设置）按钮，可以选择展示边的类型。

如图 4-13 所示，根据互作得分过滤低可信的、互作强度较弱的边等。例如，选中"Setting"下方的"hide disconnected nodes in the network"复选框，隐藏孤立的节点，即隐藏那些不存在任何互作的蛋白质。

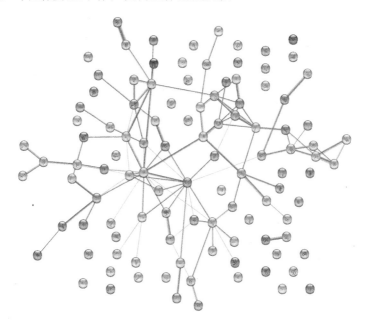

图 4-12　PPI 网络

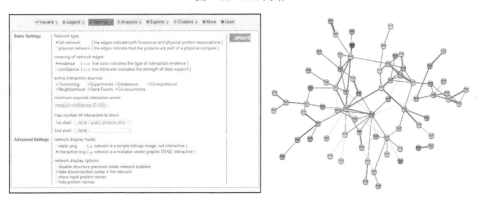

图 4-13　隐藏 PPI 网络中孤立的节点

（6）网络图及蛋白质互作关系表的输出。如图 4-14 所示，单击"Exports"（导出）按钮，可以将绘制的网络图输出保存，或者将识别的蛋白质互作关系导出。在导出的蛋白质互作关系表中，记录了一开始上传的基因列表中所对应的蛋白质间的相互作用关系对。表格内容包括了相互作用的两个蛋白质的名称，在 STRING 数据库中的蛋白质 ID，以及可检测到的互作类型及其强度、得分值等信息。

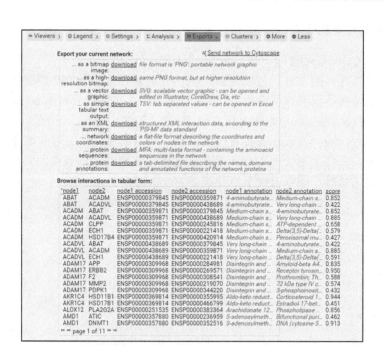

图 4-14  STRING 中的 Exports 功能

### 4.5.3  网络可视化软件 Cytoscape

1.  Cytoscape 简介

Cytoscape 是一款开源的网络显示和分析软件，图 4-15 所示为其下载界面。该软件的核心部分提供了网络显示、布局、查询等基本功能。Cytoscape 源自系统生物学，用于将生物分子交互网络与高通量基因表达数据，与其他的分子状态信息整合在一起，但其最强大的功能还是用于大规模蛋白质-蛋白质相互作用、蛋白质-DNA 和遗传交互作用的分析[39-41]。

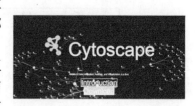

图 4-15  Cytoscape 下载界面

通过 Cytoscape，可以在可视化环境下将生物网络与基因表达、基因型等各种分子状态信息整合在一起。Cytoscape 内含众多的 App（以前称为插件），这些 App 可用于网络和分子图谱分析，也支持其他文件格式、脚本以及与数据库的连接。

### 2. 网络可视化步骤

（1）在 Cytoscape 官网下载 Cytoscape 软件，并安装。

（2）准备导入的文件。可以是由 STRING 数据库生成的 PPI 网络文件，也可以是自己准备的基因互作（必需）、节点属性文件（文件扩展名为.txt 或.xls）。

基因互作文件的形式如图 4-16（a）所示，其中，node1 表示源节点，node2 表示目标节点，同一行表示有相互作用关系。节点属性文件的形式如图 4-16（b）所示，其中，文件中第一列 Name 是节点名称，其他列表示节点的属性，如上下调、基因表达量等，用以方便节点分类。

| A | B |
|---|---|
| node1 | node2 |
| RFA2 | RFA3 |
| PRIMPOL | RFA1 |
| FKBP1B | RYR2 |
| RFA2 | RFA1 |
| CLSPN | RFA1 |
| CLSPN | RFA3 |
| RFA2 | CLSPN |
| RFA1 | RFA3 |
| PRC1 | PLK1 |
| CDC45 | CHEK1 |
| RAD17 | CLSPN |

| Name | Attribute |
|---|---|
| RPA2 | Up |
| RPA3 | Up |
| PRIMPOL | Up |
| RPA1 | Up |
| FKBP1B | Up |
| RYR2 | Up |
| CLSPN | Up |
| PRC1 | Up |
| PLK1 | Up |
| CDC45 | Up |
| CHEK1 | Up |
| RAD17 | Down |
| SNAP91 | Down |
| EPS15 | Down |
| HIP1R | Down |
| CLTC | Down |
| RIMS2 | Down |

（a）基因互作文件　　　　（b）节点属性文件

图 4-16　基因互作文件和节点属性文件的形式

（3）启动 Cytoscape 软件，进入其工作界面，导入文件，节点文件由"File"菜单中"Import（导入）"下一级菜单中的"Network from file（从文件导入网络）"命令导入，节点属性文件由"File"菜单中"Import"下一级菜单中的"Table from file（从文件导入表）"命令导入。导入后即可自动生成相应的生物网络，如图 4-17 所示。

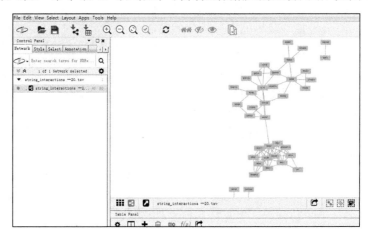

图 4-17　文件导入后自动生成相应的生物网络

（4）修改网络图。可以通过"Style"（样式）面板进行简单的网络图格式设置，也可以自行拖曳网络图进行微调。"Style"面板信息如图 4-18 所示。

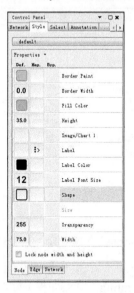

图 4-18　"Style"面板信息

例如，将下调的基因设置成椭圆形，如图 4-19 所示。设置"Shape"选项中的"Column"为"Attribute"，"Mapping Type"为"Discrete Mapping"，"Down"为"Ellipse"，即可生成如图 4-19 所示的网络图。

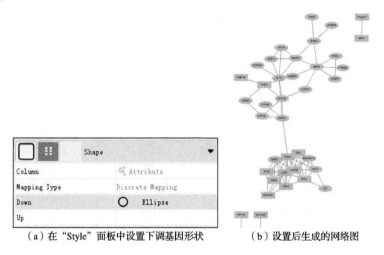

（a）在"Style"面板中设置下调基因形状　　　（b）设置后生成的网络图

图 4-19　将下调的基因设置成椭圆形

也可以通过"Layout"（布局）菜单中的命令改变图形排列的形状，如图 4-20 所示，此处将网络节点排列成圆形。

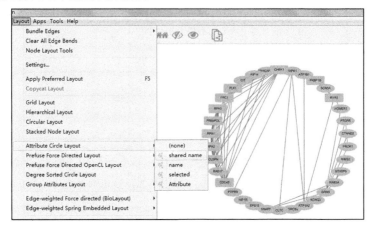

图 4-20　通过"Layout"菜单中的命令将网络节点排列成圆形

（5）MCODE 模块。可以用 MCODE 模块来进行 hub（核心）基因的筛选，其主要思想是基于 vertex-weighting（顶点加权）方案发现图中的局部高密度区域。使用 MCODE 模块要先进行安装，在"App"菜单中选择"App Manager"（应用程序管理）命令，在弹出的对话框中输入想要安装模块的名称，进行安装即可，如图 4-21 所示。

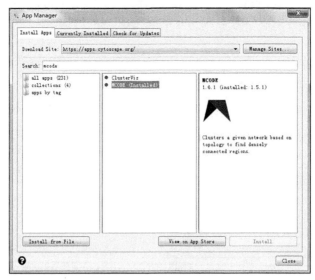

图 4-21　在"App Manager"对话框中安装 MCODE 模块

在"MCODE"选项卡中单击"Analyze Current Network"（分析当前网络）按钮，即可生成核心模块，如图 4-22 所示（本图核心模块节点用框线标识）。选择第一个子模块，单击"Creat Cluster Network"（创建集群网络）按钮即可生成 hub 网络。

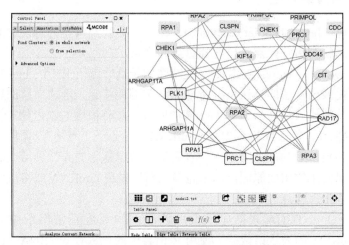

图 4-22　使用 MCODE 模块生成核心模块

（6）文件导出。数据可以导出为网络文件、表格文件或者图片文件，图片文件包括多种图片格式以及 PDF 格式，在工具栏中进行相应选择即可。如图 4-23 所示，选择菜单中的"图片导出为*.pdf"命令（同样可以采用"Export"命令导出为其他格式），即可将文件导出。

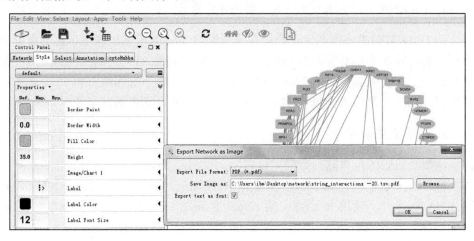

图 4-23　网络文件导出

# 4.6 生物信息学分析实例

## 4.6.1 实例背景介绍

肝细胞癌（hepatocellular carcinoma，HCC）是我国常见的恶性肿瘤，肝细胞癌的分子标志物和治疗靶点是研究的重点和难点。

环状 RNA 分子（circRNA）是一类特殊的长链非编码 RNA（lncRNA），通过外显子的环化或内含子的环化可以将 3' 和 5' 末端连接起来形成完整的环状结。其独特的环状结构使其能够逃逸 RNase 酶的降解，具有很强的胞内稳定性。目前研究认为 circRNA 具有充当微小 RNA（miRNA）的分子"海绵"，调控亲本基因表达以及剪接和转录等功能。基于人们普遍认为抑癌基因的异常失活或癌基因的激活是导致肝癌发生的主要原因，越来越多的研究发现 circRNA 或将成为新一代的生物标志物或治疗靶点。

利用 GEO 和 TCGA 数据库收集肝癌组织和邻近正常组织中 circRNA、miRNA 和 mRNA 的表达谱数据，使用 R 语言中的包进行 circRNA（DEC）差异分析。通过预测 circRNA 和 miRNA 靶基因构建一个 circRNA-miRNA-mRNA 网络（ceRNA），通过 GO 和 KEGG 分析评估肝癌的功能通路，构建 PPI 网络，从 PPI 网络中提取 hub 基因。

## 4.6.2 研究方法

### 1. circRNA 微阵列数据和 RNA 测序数据采集

从 GEO 数据库中筛选含有肝癌和癌旁组织 circRNA 基因表达信息的微阵列数据，选用的 3 个芯片分别为 GSE78520、GSE94508、GSE97332。RNA 测序数据来源于 TCGA 数据库。miRNA 的测序数据包含 375 个肝癌组织和 50 个正常的肝组织，mRNA 测序数据包含 374 个肝癌组织和 50 个正常的肝组织。

### 2. 差异表达分析

原始的 circRNA 微阵列数据经过归一化和 log2 的转换，应用 Bioconductor 中的 Limma 包对每一个 circRNA 的数据集进行差异分析得到 DEcircRNA（差异 circRNA）。另外，使用 R 语言中的 edgeR 包获取 DEmiRNA（差异 miRNA）和 DEmRNA（差异 mRNA），阈值设为 $|log2FC|>1$ 和 $p$ 值 $<0.05$。

3. miRNA 结合位点的预测

应用 CircInteractome 和 CSCD（cancer specific circRNA database，癌症特异性环状 RNA 数据库）预测 miRNA 的结合位点（MRE），两个数据库重合的 miRNA 被认为是 DEcircRNA 潜在的目标 miRNA。这些目标 miRNA 通过和 TCGA 数据库中的 DEmiRNA 做交集进行进一步的筛选。

4. 预测 miRNA 的靶基因

对 miRNA 和 mRNA 相互作用进行预测，应用 miRWalk 2.0 交叉预测网站中的 miRNAda、MIRDB、miRWalk 和 TargetScan 数据库，只有这四个数据库共同识别出的 mRNA 才被预测为 miRNA 的候选靶基因。这些候选的 mRNA 通过与 TCGA 数据库中的 DEmRNA 做交集进行进一步筛选。

5. 构建 ceRNA 网络

基于 ceRNA 理论，此研究利用 Cytoscape 软件构建 circRNA-miRNA-mRNA 网络，并将其可视化。网络图通过节点和连线以直观的方式表示 circRNA-miRNA-mRNA 的互作关系，其中，每个节点代表不同的 RNA 分子，连线代表节点之间的相互作用。

6. 基因功能和通路富集分析

为了评估共表达网络中 RNA 分子的潜在功能，本研究使用 David 网站进行基因本体（GO）和京都基因与基因组百科全书（KEGG）分析，并将结果进行可视化。

7. 构建 PPI 网络和核心模块分析

基于已识别的 DEmRNA，应用 STRING 数据库构建蛋白质 PPI 网络。使用软件 Cytoscape 3.7.1 进行可视化，其 MCODE 插件用于从 PPI 网络中筛选 hub 基因模块。

## 4.6.3 结果展示

1. 使用韦恩图和热图显示差异分析结果

从 GEO 数据库中选取含有肝癌 circRNA 的微阵列芯片，分别为 GSE78520、GSE94508 和 GSE97332，其基本信息如表 4-1 所示。

表 4-1　circRNA 数据集的基本信息

| 数据来源 | 平台 | 作者 | 发表年份 | 发表地区 | 样本容量（癌组织/正常组织） | 环状 RNA 的数量 |
|---|---|---|---|---|---|---|
| GSE78520 | GPL19978 | Li C. | 2016 | China | 3/3 | 4 370 |
| GSE94508 | GPL19978 | Fu L. | 2017 | China | 5/5 | 2 531 |
| GSE97332 | GPL19978 | Han D.，Cao X. | 2017 | China | 7/7 | 3 416 |

　　GSE78520 数据集共有 255 个 DEcircRNA，其中，上调 208 个，下调 47 个。GSE94508 数据集有 289 个 DEcircRNA，其中，上调 43 个，下调 246 个。GSE97332 数据集有 875 个 DEcircRNA，其中，上调 425 个，下调 450 个。三个数据集中共有的 DEcircRNA 有 7 个，如图 4-24 所示。

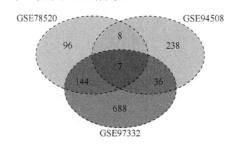

图 4-24　三个数据集中共有的差异基因的韦恩图

　　三个数据集中共有的 7 个 DEcircRNA 的热图，如彩图 13 所示。

　　其中，hsa_circ_0000517、hsa_circ_0074854、hsa_circ_0008514、hsa_circ_0017639、hsa_circ_0006461 在三个数据集中一致显示上调，确定这 5 个 circRNA 为研究目标；hsa_circ_0055033 和 hsa_circ_0031027 在三个数据集中调节的方向不一致，不进行分析。表 4-2 所示为这 5 个 circRNA 的基本特征。它们的基本结构模式如彩图 14 所示。

表 4-2　5 个 circRNA 的基本特征

| 环状 RNA ID 号 | 位置 | 基因组的长度/碱基对 | 正负链 | 转录本 | 基因 | 调节方向 |
|---|---|---|---|---|---|---|
| hsa_circ_0000517 | chr14:20811404-20811492 | 88 | − | NR_002312 | RPPH1 | up |
| hsa_circ_0074854 | chr5:162940560-162944680 | 4 120 | + | NM_182796 | MAT2B | up |
| hsa_circ_0008514 | chr6:107031202-107050797 | 19 595 | − | NM_032730 | RTN4IP1 | up |
| hsa_circ_0017639 | chr10:7290509-7327916 | 37 407 | − | NM_001029880 | SFMBT2 | up |
| hsa_circ_0006461 | chr19:5039846-5041262 | 1 416 | + | NM_015015 | KDM4B | up |

彩图 14 中，A～E 分别表示 hsa_circ_0074854、hsa_circ_0000517、hsa_circ_0008514、hsa_circ_0017639 和 hsa_circ_0006461。MRE 代表 miRNA 的结合位点，RBP 代表结合蛋白质，ORF 代表开放阅读框，用于分析 circRNA 的编码潜能。

HCC 的 TCGA 数据集中共有 251 个 DEmiRNA，其中，上调 229 个，下调 22 个；共有 1 564 个 DEmiRNA，其中，上调 1 399 个，下调 165 个。

### 2. 构建 ceRNA 网络

为了更好地理解 circRNA 在 HCC 组织中的作用，建立了 circRNA-miRNA-mRNA（ceRNA）网络。使用 CSCD 和 CircInteractome 数据库做预测获得四对相互作用的 circRNA 和 miRNA，再经过与 TCGA 中的 DEmiRNA 相交后得到三对 circRNA-miRNA，包含两个 circRNA 和三个 miRNA。通过 Miranda、MIRDB、MIRWALK 和 TargetScan 四个数据库识别这三个 miRNA 的目标 mRNA，这些目标 mRNA 和 TCGA 中的 DEmRNA 取交集，得到 44 个 DEmRNA。最后构建的 ceRNA 网络包含两个 circRNA 节点、三个 miRNA 节点和 44 个 mRNA 节点；菱形表示 circRNA，六边形表示 miRNA，圆形表示 mRNA，如图 4-25 所示。

### 3. 功能分析和富集分析

ceRNA 网络中的 44 个 DEmRNA 的基因本体分析（gene ontology analysis）被富集到 13 个 GO 项中（$p<0.05$），如彩图 15 所示，与 DEmRNA 相关的 KEGG 分析如彩图 16 所示。

彩图 15 中的 13 个 GO 项从上到下依次为心室肌细胞动作电位（ventricular cardiac muscle cell action potential）、甲状腺发育（thyroid gland development）、通过调节游离钙离子的释放来调节心肌收缩（regulation of cardiac muscle contraction by regulation of the release of sequestered calcium ion）、心肌细胞收缩的调节（regulation of cardiac muscle cell contraction）、蛋白激酶结合（protein kinase binding）、质膜（plasma membrane）、神经元凋亡过程的负调控（negative regulation of neuron apoptotic process）、心肌细胞动作电位的膜去极化（membrane depolarization during cardiac muscle cell action potential）、离子通道结合（ion channel binding）、胚胎骨骼系统形态发生（embryonic skeletal system morphogenesis）、心脏传导中的电耦合细胞通信（cell communication by electrical coupling involved in cardiac conduction）、心肌收缩（cardiac muscle contraction）、利用细胞内钙源进行

钙介导的信号转导（calcium-mediated signaling using intracellular calcium source）。

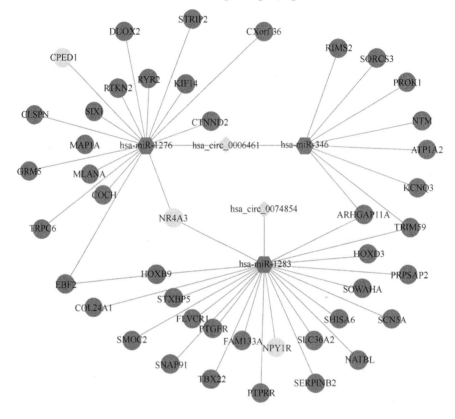

图 4-25　构建的 ceRNA 网络

彩图 16 中的 KEGG 项从上到下依次为胰岛素分泌（hsa04911：Insulin secretion）、心肌细胞的肾上腺素能信号传导（hsa04261：Adrenergic signaling in cardiomyocytes）、钙信号通路（hsa04020：Calcium signaling pathway）。

4. 构建 PPI 网络和模块分析

在构建的 PPI 网络中一共映射了 16 个节点、24 条边，如图 4-26（a）所示。应用 Cytoscape 中的 MCODE 方法在 PPI 网络中识别核心基因，结果包含四个节点、五条边，如图 4-26（b）所示。这些得分较高的节点被筛选为中心基因：SCN5A、KCNQ3、RYR2、ATP1A2。最后构建了 circRNA-miRNA-hub Genge 子网络，包含四个 circRNA-miRNA-mRNA 调控模块：hsa_circ_0074854/hsa-miR-1283/

SCN5A、hsa_circ_0006461/hsa-miR-346/KCNQ3、hsa_circ_0006461/ hsa-miR-1276/ RYR2、hsa_circ_0006461/hsa-miR-346/ATP1A2。

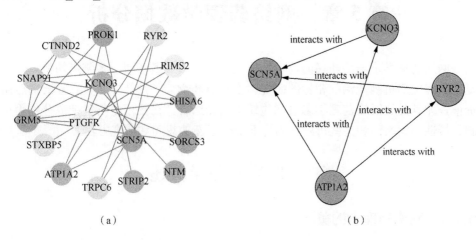

(a)

(b)

图 4-26  PPI 网络与核心基因网络

# [第 5 章] 网络药理学数据分析

网络药理学是一门新兴的药理学分支学科，具有多基因、多靶点的特点，在复杂疾病发病机制及治疗靶标的研究、多靶点药物分子设计方面具有重要的应用价值，尤其是将网络药理学思想和传统中药相结合，在揭示中药复杂成分作用机制、慢性疾病治疗和某些毒副作用方面提供了新的思路和研究方法。

## 5.1 网络药理学概述

### 5.1.1 网络药理学的概念

以"一个药物，一个靶标，一种疾病"为主导的传统新药研发在过去的几十年里取得了突出的成果，但周期长、失败率高、投入大，许多候选的化合物难以全面系统地反映药物与疾病的关系，成为制约药物研发的瓶颈。近年来，随着组学技术的发展与完善，利用生物学、生物网络、多向药理学等对慢病药理、毒理、中药学等进行研究已经成为药物研发新的发展方向。

网络药理学的概念是由英国药理学家安德鲁·霍普金斯（Andrew Hopkins）于 2007 年提出的。网络药理学是基于系统生物学理论、生物网络分析，选取特定信号节点进行多靶点药物分子设计的学科[42]。

网络药理学强调对信号通路的多途径调节，把传统的单一靶点的研究模式发展为"疾病-基因-靶点-药物"网络模式，通过网络模型构建、高通量组学分析、虚拟计算、网络数据库检索等技术提高药物的治疗效果，降低不良反应，从而提高新药临床试验的成功率，节省药物研发费用，进行药物有效成分与疾病作用机制的预测，从而更合理化地设计药物。

网络药理学包括分子筛选、靶点预测、分子对接以及网络分析等内容。

### 5.1.2 网络药理学应用

目前，网络药理学通过研究"药物-基因-靶点-疾病"之间复杂的生物网络关系，在新药研发、药物作用机制、中药及其复方研究等领域得到很广泛的应用，特别是研究复杂成分组成的药物在治疗复杂发病机制疾病中具有独特的优势。

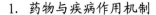

1. 药物与疾病作用机制

疾病的发病机理非常复杂，形成的药物作用机制也特别复杂，药物可能作用于蛋白质受体离子通道、跨膜信号传导分子和酶等多个不同类型的靶点，具有多个作用途径。使用网络药理学方法研究药物治疗疾病的作用机制，为从分子、基因水平上分析药物成分作用于不同类型靶点的药理机制提供了有力的理论基础和新思路。例如，利用网络药理学技术分析中药发挥抗炎、抗病毒、止咳化痰、治疗过敏性鼻炎等在呼吸疾病中的功效和作用[43]。

2. 新药发现的新策略

网络药理学从多靶点的研究策略出发，提供了新药发现的新策略。可通过网络药理学的研究来寻找、优化或确认靶点，为多靶点药物的设计和优化提供重要信息，预测和分析药物毒性作用产生的可能性。同时，可以加快治疗靶点的发现和确认，提高新药的临床疗效，从而指导新药研发。

3. 中医药的现代化发展

网络药理学方法的涌现与传统中医药融合的深度和广度在不断拓展。2019年末 COVID-19 暴发，COVID-19 的治疗药物研究深受国内外关注。随着药物科研攻关的启动，截止到 2021 年 2 月 2 日，中国知网以"新型冠状病毒肺炎"和"网络药理学"为关键词的检索共有 235 篇论文，基本都涉及中药方剂的研究。中医药在新型冠状病毒肺炎救治中发挥了重要作用。中医药研究者借鉴网络药理学的研究方法，探索中药及其复方多途径、多靶点、多成分的综合整体效应，并在实践中取得了有效的防治作用，促进了中医药现代化的发展。

4. 中药药效物质基础研究与中成药二次开发

中药药效物质基础是指中药及复方中发挥治疗疾病作用的全部药效成分的总和。网络药理学理念符合中医辨证论治疗的理念与中药"多成分、多靶点"的特点，因此运用网络药理学，根据药物之间的结构、功效来构建药物-药物网络，可有效预测中药的有效成分和作用机制。同时，利用网络药理学可以挖掘巨大的"中成药二次开发"潜力，按照中药作用的基本特点，建立中药药效成分网络、药效成分靶点网络、药效成分证候网络等，从而研究中药及其复方制剂的新用途、新疗效[44]。

5. 网络毒理学研究

基于网络药理学、系统生物学等的研究，人们提出网络毒理学研究的理念，即根据构建网络模型来研究药物的毒理学性质。也就是说，应用化合物毒性网络模型研究药物对机体的毒副作用，并预测药物的毒性成分。网络毒理学为毒理研究提供了全新的思路，为推测和判断药物的不良反应及产生不良反应的物质研究带来了全新视角，提供了药物安全性、有效性评价的理论依据[45]。

## 5.1.3　网络药理学研究方法

1. 数据来源

网络药理学的数据来源主要有两种：一是公共数据库中的和公开发表的数据；二是基因芯片、蛋白质芯片、测序技术等高通量分析的结果以及其他实验的数据。建立特定疾病及其防治药物靶点预测网络模型，可以预测所研究药物的作用靶点，进而解析药物的网络药理学机制。

2. 网络构建

网络药理学通过构建疾病-疾病网络、疾病-药物网络、药物-药物网络、药物-靶点网络、靶点-疾病网络、药物-靶点-疾病网络等分析药物、靶点、疾病三者在网络中的联系，阐释疾病发病原因和药物作用机制[46]。

3. 网络分析方法

通过网络拓扑学信息计算、网络挖掘算法得到网络本身的统计属性，用以反映网络中隐藏的信息，找出具有特定生物功能的网络关键节点、关键子网等，明确药物干预的主要靶点、次要靶点和协同靶点，为预测和药物干预提供理论参考。

4. 疾病与药物作用机制的研究路线

利用网络药理学进行疾病与药物作用机制的研究，其研究路线如图 5-1 所示，具体步骤如下。

（1）从公共数据库、已发表的数据或实验测定数据中获取药物主要药效成分，通过网络药理学技术预测其靶点信息。

（2）通过基因组或转录组实验或公共数据库数据得到相关疾病的靶点信息。

（3）将步骤（1）和步骤（2）中的数据进行匹配映射。

（4）建立药物–靶点相关作用网络。

（5）通过网络分析和通路分析预测疾病与药物作用机制。

（6）通过实验或以往已被证实的研究来进行验证。

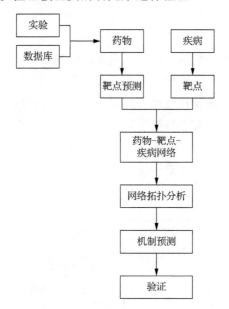

图 5-1　利用网络药理学进行疾病与药物作用机制的研究路线

# 5.2　靶标预测与网络构建

若把人体有机体的健康状况描绘成平衡网络，疾病状态就是网络平衡失调，网络药理学就是纠正失衡网络，这种理念和中医药的理念不谋而合。因此，网络药理学多用在中药复方药理学的组合靶标的研究中。本节以中药作用机制分析为例，详细说明如何构建基于网络的中药药理学研究。

## 5.2.1　药物中活性成分的筛选

中药治疗疾病的方式是一个非常复杂的体系。中药复方通常由许多天然产物组成，如草药、动物药和矿物药，每一种都含有大量的化学分子。复方中药的活性化合物与特定疾病相关的功能失调蛋白相互作用，从而对该疾病起到治疗作用。因此，网络药理学分析的第一步就是收集、确认中药复方中药用的有效成分（化学成分），按照分析标准进行筛选，得到需要进一步研究的药物活性成分。药物的药用有效成分的确定可以通过萃取实验或相关文献收集，最常用的方式是查询中药数据库。

1. 常用的中药数据库

中药是我国医学的传统瑰宝，目前我国已经建立了若干中药数据库，提供有关中药的各方面信息，包括疾病、方剂组成、草药或天然产物、生物活性成分和靶点中药，也包括传统的使用经验、使用方法、适应病症、性味归经、中医文献等内容，在中药药理学研究中发挥了重要作用，为使用现代科学研究方法来理解中药的治病机理提供了可能。表 5-1 列出了一些常用的免费中药数据库的基本情况，这里对 TCMSP、TCMID 数据库进行详细的介绍。

表 5-1　常用的免费中药数据库

| 数据库 | 包含草药数量 | 简介 |
| --- | --- | --- |
| TCMSP | 499 | 中草药系统药理学平台[47] |
| TCMID | 8 159 | 中药集成数据库 |
| HIT | >1 300 | 一个人工注释的数据库，包含了中草药中化合物的蛋白质靶标信息[48] |
| TCM Database@Taiwan | 453 | 提供了从中医文献和科学出版物中收集的 453 种中药中的 61 000 种化合物的信息 |
| CancerHSP | 2 439 | 收录 2 439 种抗癌草药中所含有的 3 575 种抗癌化合物，以及它们的靶标共 832 个 |
| NPASS | 25 041 | 提供了天然产物的物种来源和生物活性方面的详细信息 |

（1）TCMSP：中药系统药理学数据库与分析平台（traditional Chinese medicine systems pharmacology database and analysis platform，TCMSP）是一个独特的中草药系统药理学平台，从该平台可以得到药物、靶标和疾病之间的关系。该数据库包含了 499 种草药（中国药典 2010 版）以及每种草药的化合物成分（共计 29 000 余种），针对每个化合物提供了较全面的人体吸收、分布、代谢等性质评价数据，同时提供了潜在活性分子的靶标及其疾病信息，形成了针对每种草药的药物-靶标-疾病网络，为从系统水平研究中药作用机制提供了一个新的平台。图 5-2 所示为 TCMSP 的主界面。

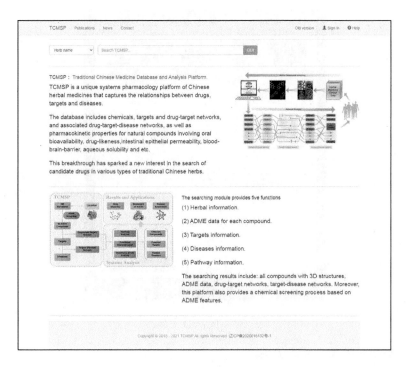

图 5-2　TCMSP 主界面

（2）TCMID：中药集成数据库（traditional Chinese medicine integrated database，TCMID），该数据库通过文本挖掘的方法从不同资源收集中医相关信息，并将常见的药物和疾病数据库进行链接，包括 Drugbank、OMIM 和 PubChem 等。目前 TCMID 包含约 4.7 万个处方、8 159 种草药、25 210 种化合物、6 828 种药物、3 791 种疾病和 17 521 个相关目标，可用于研究草药及其治疗的疾病，草药有效成分及其靶标之间的整合关系。图 5-3 所示为 TCMID 主界面。

2. 药物活性成分筛选标准

使用 ADME 参数，即药代动力学，筛选出可能的药物小分子，药代动力学指机体对外源化合物的吸收、分布、代谢及排泄过程。药代动力学研究能反映药物在动物或者人体内的动态变化规律，可作为药效学和毒理学研究的参考。ADME 主要参数包括口服生物利用度（OB）、药物相似性（DL）以及药物半衰期（HL）等。一般进行药物成分筛选的常规参数阈值为 OB≥30%，DL≥0.18。

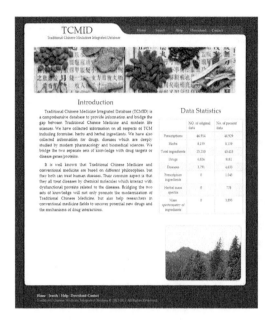

图 5-3　TCMID 主界面

### 3. 药物活性成分筛选实例

通过 TCMSP 数据库筛选"黄连（huanglian）"的活性成分。

（1）打开 TCMSP 数据库官网，在搜索框中输入需要分析的药物，这里输入"黄连"或"huanglian"，单击"Search"按钮，如图 5-4 所示。

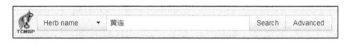

图 5-4　在 TCMSP 搜索栏中搜索"黄连"

（2）进入搜索结果页面，在结果页面中找到相关的药物，这里选择"黄连"选项，如图 5-5 所示。

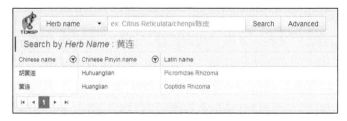

图 5-5　在 TCMSP 中搜索"黄连"的结果

（3）进入数据筛选结果页面，其中列出了“黄连”的成分信息以及其他参数，如图 5-6 所示。可以根据自己的分析筛选指标，一般的分析主要使用 OB≥30%和 DL≥0.18 作为筛选条件，筛选方法如图 5-7 和图 5-8 所示，也可以根据研究需要自行设定条件。

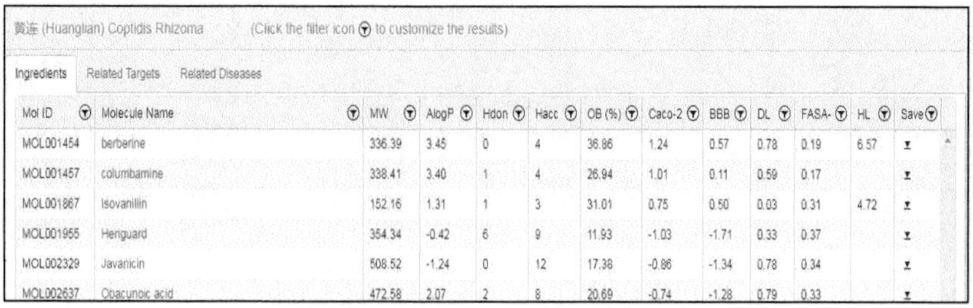

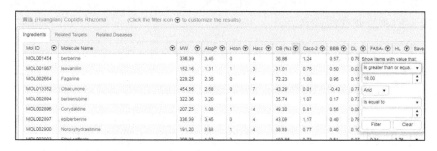

黄连 (Huanglian) Coptidis Rhizoma　(Click the filter icon to customize the results)

Ingredients　Related Targets　Related Diseases

| Mol ID | Molecule Name | MW | AlogP | Hdon | Hacc | OB (%) | Caco-2 | BBB | DL | FASA- | HL | Save |
|---|---|---|---|---|---|---|---|---|---|---|---|---|
| MOL001454 | berberine | 336.39 | 3.45 | 0 | 4 | 36.86 | 1.24 | 0.57 | 0.78 | 0.19 | 6.57 | |
| MOL001457 | columbamine | 338.41 | 3.40 | 1 | 4 | 26.94 | 1.01 | 0.11 | 0.59 | 0.17 | | |
| MOL001867 | Isovanillin | 152.16 | 1.31 | 1 | 3 | 31.01 | 0.75 | 0.50 | 0.03 | 0.31 | 4.72 | |
| MOL001955 | Henguard | 354.34 | -0.42 | 6 | 9 | 11.93 | -1.03 | -1.71 | 0.33 | 0.37 | | |
| MOL002329 | Javanicin | 508.52 | -1.24 | 0 | 12 | 17.38 | -0.86 | -1.34 | 0.78 | 0.34 | | |
| MOL002637 | Obacunoic acid | 472.58 | 2.07 | 2 | 8 | 20.69 | -0.74 | -1.28 | 0.79 | 0.33 | | |

图 5-6　“黄连”数据结果页面

黄连 (Huanglian) Coptidis Rhizoma　(Click the filter icon to customize the results)

Ingredients　Related Targets　Related Diseases

| Mol ID | Molecule Name | MW | AlogP | Hdon | Hacc | OB (%) |
|---|---|---|---|---|---|---|
| MOL001454 | berberine | 336.39 | 3.45 | 0 | 4 | 36.86 |
| MOL001867 | Isovanillin | 152.16 | 1.31 | 1 | 3 | 31.01 |
| MOL002664 | Fagarine | 229.25 | 2.35 | 0 | 4 | 72.23 |
| MOL013352 | Obacunone | 454.56 | 2.68 | 0 | 7 | 43.29 |
| MOL002894 | berberrubine | 322.36 | 3.20 | 1 | 4 | 35.74 |
| MOL002896 | Corydaldine | 207.25 | 1.08 | 1 | 4 | 49.30 |
| MOL002897 | epiberberine | 336.39 | 3.45 | 0 | 4 | 43.09 |
| MOL002900 | Noroxyhydrastinine | 191.20 | 0.88 | 1 | 4 | 38.89 |
| MOL002902 | Ethyl caffeate | 208.23 | 1.97 | 2 | 4 | 103.85 |



图 5-7　选择 OB≥30%

黄连 (Huanglian) Coptidis Rhizoma　(Click the filter icon to customize the results)

Ingredients　Related Targets　Related Diseases

| Mol ID | Molecule Name | MW | AlogP | Hdon | Hacc | OB (%) | Caco-2 | BBB |
|---|---|---|---|---|---|---|---|---|
| MOL001454 | berberine | 336.39 | 3.45 | 0 | 4 | 36.86 | 1.24 | 0.57 |
| MOL001867 | Isovanillin | 152.16 | 1.31 | 1 | 3 | 31.01 | 0.75 | 0.50 |
| MOL002664 | Fagarine | 229.25 | 2.35 | 0 | 4 | 72.23 | 1.08 | 0.96 |
| MOL013352 | Obacunone | 454.56 | 2.68 | 0 | 7 | 43.29 | 0.01 | -0.43 |
| MOL002894 | berberrubine | 322.36 | 3.20 | 1 | 4 | 35.74 | 1.07 | 0.17 |
| MOL002896 | Corydaldine | 207.25 | 1.08 | 1 | 4 | 49.30 | 0.81 | 0.56 |
| MOL002897 | epiberberine | 336.39 | 3.45 | 0 | 4 | 43.09 | 1.17 | 0.40 |
| MOL002900 | Noroxyhydrastinine | 191.20 | 0.88 | 1 | 4 | 38.89 | 0.77 | 0.40 |



图 5-8　选择 DL≥0.18

（4）将这些数据条目复制后保存到 TXT 文件中。

（5）也可以利用 TCMSP 进行相关分子靶点的预测。例如，在 OB≥30%和 DL≥0.18 限制条件下，任选一个筛选出来的分子“Worenine”，如图 5-9 所示。选择

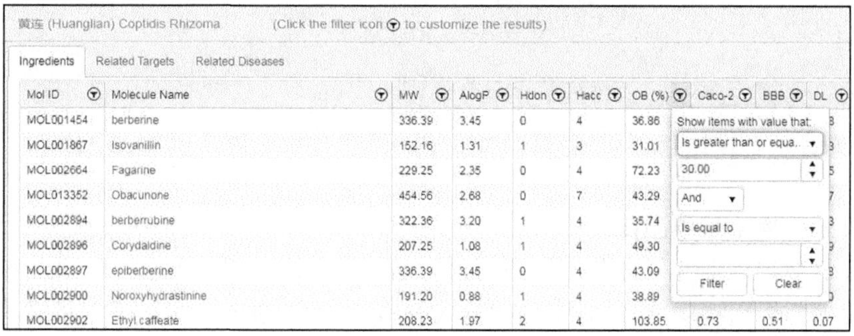

"Related Targets"（相关靶点）→ "Targets Information"（靶点信息）选项，在分子名称筛选框中的 "is equal to"（等于）文本框中输入 "Worenine"，单击 "Filter"（筛选）按钮，就会显示通过 TCMSP 数据库预测的 7 个与 "Worenine" 相关的潜在靶点。

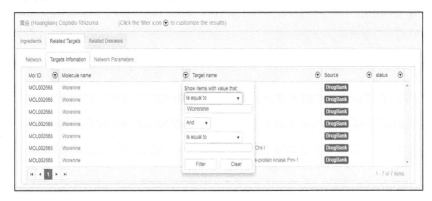

图 5-9  靶点预测

## 5.2.2  药物活性成分潜在靶点的预测

### 1. 药物靶标预测

（1）药物靶标预测在线平台。

确定药物化学分子成分后，需要进一步预测其潜在靶点基因。一些中药数据库也提供靶标预测功能，如 TCMSP。TCMSP 数据库通过 HIT 数据库的预测算法 SysTD 来获得药物和靶点之间的关系。目前已有一些专门用于靶标预测的 Web 服务器和软件，可以应用于中药药理学的研究。表 5-2 列出了常用的提供药物靶标预测服务的非商业在线平台。

表 5-2  常用的提供药物靶标预测服务的非商业在线平台

| 平台名称 | 靶标预测方法 | 简介 |
|---|---|---|
| SuperPred | 相似性原理 | 包含约 341 000 个化合物、1 800 个靶标和 665 000 个化合物-靶标。这个数据库是从 SuperTarget、ChEMBL 和 Binding DB 中提取化合物-靶标相互作用数据而构建的 |
| SwissTargetPrediction | 与已知化合物的二维和三维结构的相似性 | 预测可以在人、大鼠、小鼠三种不同物种中进行。由 280 381 个小分子与 2 686 个靶标间的相互作用构成[49] |
| TargetNet | QSAR（定量结构-活性关系）模型 | 有 109 061 个化合物、623 个靶蛋白用于模型构建 |
| PharmMapper | 药效团模型 | 包括 53 184 个不同的药效团模型 |

（2）应用 PharmMapper 预测药物靶标实例。

① 应用 PharmMapper 预测药物靶标，需要知道药物的 MOL2 文件或者 SDF 文件[50]，MOL2 文件可以通过 TCMSP 数据库下载，如图 5-10 所示；SDF 文件可以通过 PubChem 数据库下载，如图 5-11 所示。例如，查询药物分子"taurine"，进入 TCMSP 数据库首页，输入检索名，检索结果中的图片，单击图片即可下载 MOL2 文件。药物的 SDF 文件可以从 PubChem 数据库下载，在检索框中输入药名，在检索结果页面单击"Download"（下载）按钮，在弹出的对话框中单击"SDF"（保存）旁的"Save"按钮即可。

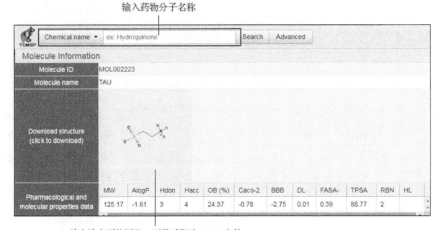

图 5-10 通过 TCMSP 数据库下载药物分子的 MOL2 文件

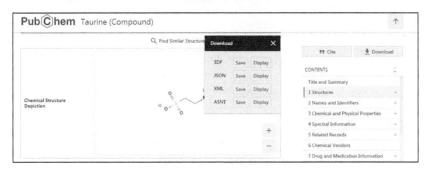

图 5-11 通过 PubChem 数据库下载药物分子的 SDF 文件

② 在 PharmMapper 数据库中，将准备好的药物分子文件（格式为 MOL2 或 SDF）上传，填写邮箱地址，单击"Continue"（继续）按钮，如图 5-12 所示。

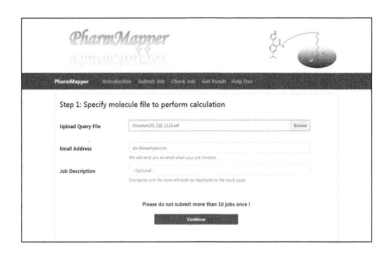

图 5-12　在 PharmMapper 数据库中进行分子靶点预测

③ 选择靶标物种和数量。如图 5-13 所示，这里选择的是"Human Protein Targets Only（v2010，2241）"（仅针对人类蛋白质），默认最大的靶点数为 300，可以自行进行调整，最后单击"Submit"（提交）按钮提交。弹出"Submit Success"（提交成功）提示信息时表示提交成功，同时会返回工作的 ID。

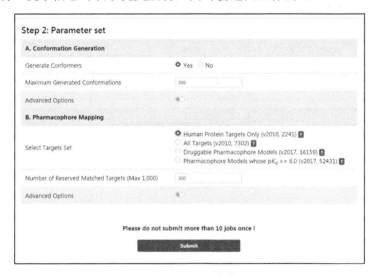

图 5-13　PharmMapper 进行分子靶点预测参数设置

④ 通过工作 ID 号下载结果文件。结果文件的数据格式如图 5-14 所示。PharmMapper 结果文件中"Fit"（适合度）数值越大表示分子与靶点的匹配度越高。"UniPlot"列中的值代表蛋白质的 ID 号，将其输入 UniProt 网站搜索，即可查到其代表的基因名称，如图 5-15 所示，如 UniPlot 等于"Q9Y259"的基因是"CHKB"。

| Pharma Model | Num Feat | Fit | Norm Fit | Num Hydro | Num HB Ac | Num HB Do | Num Posit | Num Negat | Num Aame | Name | Class | UniPlot |
|---|---|---|---|---|---|---|---|---|---|---|---|---|
| 1irz_A_cavity_1 | 4 | 3.863 | 0.9657 | 3 | 0 | 0 | 0 | 1 | 0 | Two-component response re | NONE | O49397 |
| 2ig7_B_cavity_3 | 4 | 3.788 | 0.9471 | 2 | 2 | 0 | 0 | 0 | 0 | Choline/ethanolamine kina | NONE | Q9Y259 |
| 1fft_A_cavity_1 | 4 | 3.781 | 0.9451 | 4 | 0 | 0 | 0 | 0 | 0 | Ubiquinol oxidase subunit | NONE | P0ABI8 |

图 5-14　PharmMapper 结果文件

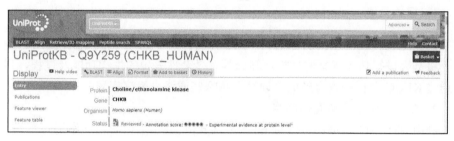

图 5-15　UniProt 中根据蛋白质的 ID 号查询基因

## 2. 疾病的靶点基因

与癌症相关的数据库常用的有 TCGA、NCDB、SEER 和 GEO（已在第 1 章介绍），使用差异基因作为相关疾病靶点基因（差异基因介绍详见 4.2 节）。除此之外，还有许多数据库可以收集与各种疾病相关的基因信息，也是网络药理学研究的重要资源。

（1）OMIM（Online Mendelian Inheritance in Man），即在线人类孟德尔遗传数据库，其包含所有已知遗传性疾病的遗传成分和相关基因的信息，它是一个全面的、权威的人类基因、遗传表型以及它们之间的关系的数据库。OMIM 包含超过15 000 个与所有已知孟德尔病相关的基因。数据库每天更新。

（2）DisGeNET：一个综合性的基因-疾病关联（gene-disease associations，GDA）关系数据库，整合了多个数据库的 GDA 和大量的文献，并且采用文本挖掘技术对孟德尔病、复杂疾病和环境疾病进行分析。

（3）TTD（Therapeutic Target Database）：提供有关药物、靶点、疾病和通路的信息。目前，其 2020 版本收集了 37 316 种药物，包括 2 649 种准许药物、9 465

种临床试验药物、5 059 种专利药物和 20 143 种处于调查阶段的药物。

3. 预测的药物靶点与疾病靶点之间映射

预测的药物靶点与疾病靶点之间映射有多种处理方式。

（1）将预测的药物靶基因和疾病靶基因相交，得到药物-疾病共同的相关靶点，一般用韦恩图来表示。这种方式将建立药物-靶点-疾病之间的相互作用关系。

（2）将预测的药物靶基因和疾病靶基因输入 STRING 数据库（已在 4.5.2 节介绍）得到靶点之间的相互作用。这种方式将建立药物-药物靶点-疾病靶点-疾病之间的相互作用关系。

4. 网络构建

1）靶蛋白 GO 和 KEGG 分析

将基因进行功能富集性分析，筛选具有显著性差异的生物功能及过程，也可以通过 KEGG 分析药物有效成分通过影响哪些通路来治疗疾病。

2）STRING 蛋白质互作网络

利用 STRING 数据库可以对 mRNA 构建蛋白质-蛋白质相互作用关系的 PPI 网络，一般选择 combined score（结合分数）>0.4 为相互作用关系的阈值，并下载相关的 TSV 文件。得到 PPI 关系文件后，使用 Cytoscape 软件构建其网络图。

3）药物调控网络构建

将药物化合物、药物相关靶基因、疾病靶基因、通路等因素导入 Cytoscape 软件构建各种类型药物调控网络，如药物-靶点网络、靶点-疾病网络、药物-靶点-疾病网络等，并进行拓扑分析。如果药物对应的潜在药物靶点在 PPI 网络体系中的数量及关系较为复杂，可以使用 Cytoscape 软件中的 MCODE 插件进行复杂 PPI 网络体系的核心子网络提取处理，筛选出核心节点。网络节点计算出的拓扑值越大，表达的差异性越高，基因与疾病的关联性就越大。

5. 分子对接验证

为进一步研究药物中活性成分与关键靶点的结合能力，将筛选得到的核心靶点与相应活性成分及临床常用治疗药物进行分子对接验证。分子对接的目的是寻找受体小分子化合物与靶标大分子最佳的结合位置以及评价对接分子结合能的强弱。通过分子对接可以直接揭示药物分子与靶点之间的相互作用方式，验证通过网络药理学确定的药物活性分子与靶点研究结果的可靠性。

# 5.3 分 子 对 接

分子对接是主要研究分子之间（如配体和受体）的相互作用，并预测其结合模式和亲和力的一种理论模拟方法。在网络药理学中经常被用来验证药物活性分子与预测靶点之间的相适应程度或用于靶点的进一步筛选。

## 5.3.1 分子对接原理

分子对接是将已知三维结构的分子逐一放在靶标分子的活性位点处，根据受体的特征和分子之间的作用方式，寻找小分子化合物与靶标大分子作用的最佳构象，并预测其结合模式、亲和力的一种理论模拟方法。根据分子对接可以直接揭示药物分子和靶点之间的相互作用方式，预测小分子与靶蛋白结合时的构象，分子对接已成为计算机辅助药物研究领域的一项重要技术。[51]

## 5.3.2 分子对接的分类[52]

### 1. 刚性对接

刚性对接计算过程中，参与对接的分子构象不发生变化，仅改变分子的空间位置与姿态。刚性对接方法的简化程度最高，计算量相对较小，适合处理大分子之间的对接，如蛋白质和蛋白质之间的对接。

### 2. 半柔性对接

半柔性对接允许对接过程中小分子构象发生一定程度的变化，但通常将大分子受体看作刚体，其他的小分子则可以通过平移、旋转等构象的调整寻找最佳结合口袋，是应用比较广泛的对接方法之一，常用于大分子和小分子之间的对接。

### 3. 柔性对接

柔性对接方法在对接过程中允许研究体系的构象发生自由变化，由于变量随着体系的原子数呈几何级数增长，因此柔性对接方法的计算量最大，适合精确考察分子间的对接的情况。

## 5.3.3 主要的分子对接软件

分子对接软件是进行分子对接的主要工具，目前有很多种可供用户选择，有用于学术研究的免费软件，也有对接界面更加友好、操作更为方便的商业软件[53-54]。没有一种软件和方法适合所有的体系，人工经验和筛选速度也是对对接结果评价的重要因素之一。常用的分子对接软件如表 5-3 所示。

表 5-3　常用的分子对接软件

| 软件名称 | 特征 | 获取方式 |
| --- | --- | --- |
| AutoDock | 一个应用广泛的分子对接程序，由 Olson 科研组开发，应用半柔性对接方法，对能量的优化采用拉马克遗传算法（Lamarckian genetic algorithm, LGA）。对接速度一般 | 免费 |
| AutoDock Vina | 在 AutoDock 基础上改进了搜索算法，设计了新的打分函数，并实现了多线程的并行化计算，在效率和精度上都有了提升。对接速度较快 | 免费 |
| FlexX | 由德国国家信息技术研究中心生物信息学算法和科学计算研究室开发，FlexX 使用碎片生长的方法寻找最佳构象，用于小分子数据库的虚拟筛选。对接速度较快 | 商业 |

## 5.3.4　分子对接步骤与实例

例如，将小分子配体"Chenodeoxycholic acid"和 PDB ID 为"6QIO"的 ALB 蛋白质受体进行分子对接。使用的软件有对接模拟工具"AutoDock Vina"、对接结果 3D 可视化工具"PyMol"、分子三维结构的绘制软件"Chem3D"等。

1. 准备小分子配体

小分子文件的格式很多，如 MOL、SDF 等，需要转换成 MOL2 或者 PDB 格式的文件，才能被 AutoDock Vina 软件所识别。

（1）可以利用 ChemDraw 画出小分子结构，另存为 MOL2 格式的文件。

（2）有一些分子可以从一些数据库中直接下载 MOL2 格式的文件。例如，一些中药成分小分子，可以从 TCMSP 数据库下载。

（3）根据小分子信息从 PubChem 数据库中搜索下载，打开 PubChem 数据库，搜索"Chenodeoxycholic acid"，下载其 2D 结构"Structure2D_CID_10133.sdf"；然后，通过其他软件进行格式转换，转换为"Structure2D_CID_10133.mol2"，如 OpenBabel、Chem3D 等。

2. 配体小分子预处理

（1）导入小分子：打开 AutoDockTools，选择"Ligand"（配体）面板中的"Input"命令，然后在下一级菜单中选择"Open"中的"Structure2D_CID_ 10133.mol2"命令；

（2）加氢：选择"Edit"菜单中的"Hydrogen"命令，在下一级菜单中选择"Add"命令，在弹出的对话框中设置完毕后，单击"OK"按钮，如图 5-16 所示。

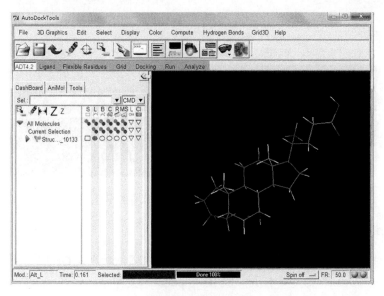

图 5-16　在 AutoDockTools 中为小分子加氢

（3）另存为 PDBQT 文件：选择"Ligand"面板中的"Output"命令，然后在下一级菜单中选择"Save as PDBQT"命令，另存为"Structure2D_CID_10133.pdbqt"。

3. 准备蛋白质受体

（1）下载：从 PDB 中下载编号为 6QIO 的 ALB 蛋白质结构文件，存储为"6QIO.pdb"。

（2）删除水分子：用 PyMOL 打开"6QIO.pdb"文件，设置"Action"（动作）为"remove water"（去除水）。

（3）移除蛋白质结构中的小分子配体：选择"remove organic"（去除有机物）命令，另存为"6QIO_S.pdb"，如图 5-17 所示。

（4）加氢：使用 AutoDockTools 打开"6QIO_S.pdb"文件，选择"Grid"（格子）面板中的"Macromolecule"（大分子）命令，然后在下一级菜单中选择"Open"命令，选择"Edit"菜单中的"Hydrogen"命令，然后在下一级菜单中选择"Add"中的"Ok"命令；选择"Grid"面板中的"Macromolecule"命令，然后在下一级菜单中选择"Choose"（选择）命令，将其保存为"6QIO_S.pdbqt"。

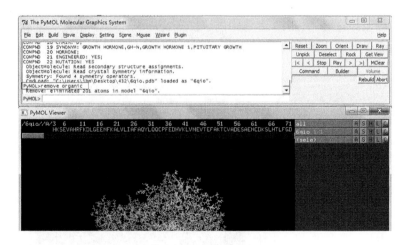

图 5-17　应用 PyMOL 移除蛋白质原有的小分子配体

**4. 生成受体盒子**

（1）打开蛋白质文件。在 AutoDock 软件中依次执行"Grid"→"Macrom-ocule"→"Open"命令，打开"6QIO_S.pdbqt"文件。

（2）打开小分子。选择"Grid"面板中的"Set Map Types"（设置映射类型）命令，然后在下一级菜单中选择"Open ligand"（打开配体）命令，打开"Structure2D_CID_10133.pdbqt"文件。

（3）设置 GridBox。在"Grid Options"（格子选项）对话框中，调整 x、y、z 及格子中心坐标。需要根据不同的结构具体分析，需要查阅文献、晶体结构数据库，寻找配体可能的结合位点附近的重要氨基酸残基，如果查不到，在不知道结合位点的情况下，可以把盒子大小设置为罩住整个蛋白质，如图 5-18 所示，设置完成后选择"File"菜单中的"Close saving current"（保存当前设置）命令，保存文件。

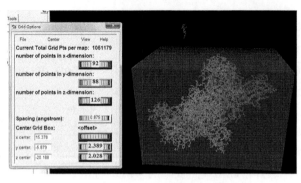

图 5-18　在 AutoDockTools 中设置对接盒子

（4）保存盒子信息：执行"Grid"→"Output"→"Save GPF"命令，保存文件，文件名为"grid.gpf"。注意：不要省略扩展名。

5. 分子对接

（1）设置对接参数：在默认的路径下创建一个配置文件"6qio.conf"，在该文件中输入用于对接的详细参数。

```
receptor=6QIO_S.pdbqt
ligand=Structure2D_CID_10133.pdbqt
center_x=15.378
center_y=-5.897
center_z=-20.188
size_x=80.5
size_y=77
size_z=110.25
energy_range=4
exhaustiveness=8
num_modes=9
```

各项说明如下。

receptor：表示受体分子。

ligand：表示配体分子的路径。

center_x，center_y，center_z：表示活性位点盒子中心的坐标。

size_x，size_y，size_z：指定对接盒子的大小。

energy_range：与最优结合模型相差的最大能量值，单位是 kJ/mol。

exhaustiveness：用来控制对接的细致程度，默认值为 8。

num_modes：生成模型的个数。

（2）使用"Win+R"快捷键打开"运行"窗口，输入"cmd"命令，打开命令行窗口，转换到文件所在默认目录，输入"vina--config 6qio.conf"命令并按回车键，即可执行分子对接计算。

（3）分子对接结果如图 5-19 所示，包括对接的结合能分数、均方根偏差（root mean square deviation，RMSD）值。

6. 结果可视化

（1）默认的输出文件是 Structure2D_CID_10133.pdbqt，需要先将结果文件由 PDBQT 格式转换为 PDB 格式，可借助 OpenBabel 软件实现。

（2）使用 PyMol 打开文件"Structure2D_CID_10133.pdb"，调整背景色为白色，蛋白质用 Cartoon（卡通）结构显示，小分子配体用 Sticks 结构显示，调整后保存成图片。最后的可视化结果如图 5-20 所示。

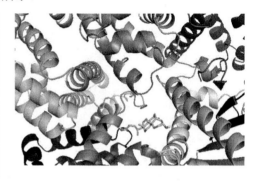

```
WARNING: The search space volume > 27000 Angstrom^3 (See FAQ)
Detected 4 CPUs
Reading input ... done.
Setting up the scoring function ... done.
 Analyzing the binding site ... done.
Using random seed: 594917984
Performing search ... done.
Refining results ... done.

mode |   affinity | dist from best mode
     | (kcal/mol) | rmsd l.b.| rmsd u.b.
-----+------------+----------+----------
   1       -9.5        0.000      0.000
   2       -8.6        1.544      8.184
   3       -8.6       22.628     24.651
   4       -8.4       14.639     18.031
   5       -8.4       15.319     18.925
   6       -8.3       29.831     33.371
   7       -8.3       23.226     24.649
   8       -8.1       14.286     16.755
   9       -8.0       14.273     17.814
Writing output ... done.
```

图 5-19　分子对接结果　　　　　图 5-20　在 PyMol 中进行分子对接的可视化结果

# 5.4　网络药理学分析实例[55]

## 5.4.1　实例研究背景

肝癌是临床上常见的肝脏恶性肿瘤，其发病率居世界肿瘤发病率第 5 位，病死率居世界恶性肿瘤病死率第 2 位。目前，外科手术切除是其主要治疗手段，但由于多数患者确诊时已处于肝癌晚期无法接受手术治疗，只能通过药物治疗，临床上以索拉非尼、乐伐替尼等一线治疗药物为主，但长期使用易使患者产生耐受和多种不良反应，因此，探寻有效治疗肝癌的药物是一个亟待解决的问题。许多临床研究结果证实，中医药在改善晚期肝癌患者症状、降低肿瘤复发、控制疾病进展等方面具有较好的效果。

中医经典方剂"片仔癀"（Pien-Tze-Huang，PTH）由牛黄、麝香、三七、蛇胆等中药成分制成，是一种具有解毒抗炎和免疫调节作用的中成药。PTH 已有五百多年历史，一直在我国和东南亚地区民间作为治疗各种炎症相关疾病（如肝炎）的药物。在我国，PTH 在临床上用于保护肝脏、治疗肝炎、改善肝纤维化以及肝癌的治疗。目前，虽然有片仔癀作用于肺癌、肠癌、骨肉瘤及肝癌的研究报道，但 PTH 对肝癌作用的有效成分及其相关作用分子机制仍不清楚。

## 5.4.2　研究方法

### 1.　片仔癀中活性成分的筛选

通过检索中药系统药理学数据库 TCM Database@Taiwan 和分析平台 TCMSP 以及相关文献，分别收集片仔癀的中药成分牛黄、麝香、三七、蛇胆中主要的化学成分。在此基础上，结合化学成分的 OB（≥30%）、DL（≥0.18），以及明确的生物活性报道，筛选片仔癀中可能的有效活性成分。采用 PubChem 数据库得到上述化合物的二维和三维结构和结构图形，并以 MOL2 格式保存。

### 2.　活性成分潜在肝癌靶点的预测

通过 PharmMapper 数据库，上传片仔癀主要活性成分 MOL2 文件，采用反向药效团匹配方法得到与化合物相互作用的靶蛋白信息。下载靶蛋白筛选结构，从 UniProt 数据库中提取靶蛋白的进一步的精确信息。

肝癌的 RNA 测序数据来源于 GEO 数据库中的 GSE76427 芯片；mRNA 测序数据包含 115 个肝癌组织和 52 个正常的肝组织；差异分析使用 R 语言中的 Limma 包获取 DEmRNA（差异 mRNA），阈值为|log2FC|>1 和 $p<0.05$。将 DEmRNA 与潜在靶点基因利用韦恩图取交集，得到的集合作为片仔癀活性成分预测的靶点基因。

### 3.　活性成分-靶蛋白分子对接

为进一步验证候选的化合物与靶蛋白的相互作用和机制，使用分子对接技术探索二者的结合活性。利用 RCSB PDB 数据库检索并下载靶蛋白的三维结构文件作为受体。配体的制备基于 ChemDraw Ultra 8.0 软件构建二维结构，并以 MOL2 格式保存，然后将它们共同导入 AutoDock Vina 进行分子对接计算。对接结果中以结合能（binding energy）为参考筛选活性最好的配体分子与作用靶点基因。目前，对结合能筛选尚无统一标准，结合能小于 0 说明配体与受体可以自发结合，结合能越小，说明配体与受体结合越稳定。作者经查阅文献认为选取结合能小于 −5.0kJ/mol 具有较好的结合活性，可以作为片仔癀活性成分靶点的筛选依据。

### 4.　靶点富集分析和通路的注释分析

将筛选得到的结合能小于−5.0kJ/mol 的靶点上传到 DAVID 数据库，进行 GO 生物学过程富集分析和 KEGG 通路注释分析。限定靶基因名称列表为人，设定具有的显著性差异阈值 $p<0.05$，将得到的结果用 R 语言绘图。

### 5. 活性成分-靶点-通路网络构建

为了探索片仔癀多成分、多靶点和多通路的作用机制，结合较好的活性成分及靶点采用 Cytoscape 软件构建活性成分-靶点-通路网络。以不同颜色的节点表示分子、靶蛋白和相关注释通路，边表示分子与靶蛋白及靶蛋白与通路之间的相互关系。

### 6. 靶蛋白相互作用网络和关键子网络的构建

运用 STRING 数据库，将片仔癀靶蛋白导入数据库，构建靶蛋白相互作用网络。运用 Cytoscape 3.7.2 软件，通过 CytoHubba 中的 Maximal Clique Centrality（MCC）拓扑分析方法选取核心基因，构建片仔癀靶蛋白的关键子网络。

### 7. 核心基因与有效成分分子对接

将核心基因所代表的靶蛋白与相互作用的化学活性成分进行分析，找到结合能最小的化学活性成分。利用 AutoDock Vina 进行分子对接，用分子可视化软件 PyMol 展现对接效果构象。

## 5.4.3 结果与结论

### 1. 片仔癀中化学成分活性识别

筛选过程中发现部分成分未能满足 OB≥30% 和 DL≥0.18 条件，但在片仔癀中含量较高且有文献证明其具有明确的生物活性，所以也将其纳入活性成分进行研究，最终收集到 PTH 有效活性成分 16 个，如表 5-4 所示。

表 5-4　片仔癀中的有效活性成分

| 药材 | 化学成分 | 英文 | 化学分子式 |
|------|----------|------|------------|
|  | 三七皂苷 R1 | Notoginsenoside R1 | $C_{47}H_{80}O_{18}$ |
|  | 人参皂苷 Re | Ginsenoside Re | $C_{48}H_{82}O_{18}$ |
|  | 人参皂苷 Rg1 | Ginsenoside Rg1 | $C_{42}H_{72}O_{14}$ |
| 三七 | 人参皂苷 Rb1 | Ginsenoside Rb1 | $C_{54}H_{92}O_{23}$ |
|  | 黄芪甲苷 | Astragaloside A | $C_{41}H_{68}O_{14}$ |
|  | 人参皂苷 Rd | Ginsenoside Rd（Gypenoside VIII） | $C_{48}H_{82}O_{18}$ |
| 牛黄 | 牛磺酸 | Taurine | $C_2H_7NO_3S$ |

续表

| 药材 | 化学成分 | 英文 | 化学分子式 |
|---|---|---|---|
| 牛黄 | 牛磺胆酸 | Taurocholic acid | $C_{26}H_{45}NO_7S$ |
| | 甘氨胆酸（甘胆酸） | Glycocholic acid hydrate | $C_{26}H_{43}NO_6$ |
| | 胆酸 | Cholic acid | $C_{24}H_{40}O_5$ |
| | 甘氨脱氧胆酸 | Glycodeoxycholic acid hydrate | $C_{26}H_{43}NO_5$ |
| | 鹅去氧胆酸 | Chenodeoxycholic acid | $C_{24}H_{40}O_4$ |
| | 去氧胆酸 | Deoxycholic acid | $C_{24}H_{40}O_4$ |
| 麝香 | 麝香酮 | Muscone，musk ketone | $C_{16}H_{30}O$ |
| 蛇胆 | 牛磺胆酸 | Taurocholic acid | $C_{26}H_{45}NO_7S$ |
| | 甘氨胆酸 | Glycocholic acid hydrate | $C_{26}H_{43}NO_6$ |
| | 牛磺去氧胆酸（牛磺脱氧胆酸钠） | Sodium taurodeoxylate | $C_{26}H_{44}NO_6SNa$ |
| | 牛磺鹅去氧胆酸 | Taurochenodeoxycholic acid | $C_{26}H_{45}NO_6S$ |

## 2. PTH 化学活性成分潜在肝癌作用靶点的预测

片仔癀中的 16 个活性成分通过 PharmMapper 分析平台进行运算得到 4 505 个潜在的作用靶点，将靶点名称输入 UniProt 数据库，使输入的所有靶点名称校正为该靶点的基因名称，得到 986 个靶点基因，进一步去掉重复基因后得到 307 个靶点基因。将 307 个靶基因与 HCC 的 GEO 数据集中的 15 385 个差异基因利用韦恩图取交集，筛选出 197 个潜在的与肝癌相关的靶点，如图 5-21 所示。

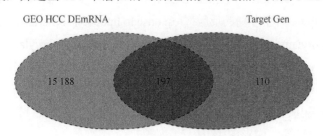

图 5-21　GEO 差异基因与靶基因的韦恩图

## 3. 分子对接结果

将片仔癀中的 16 个活性成分作为配体，197 个靶蛋白基因作为受体，可以组成 614 组对应关系，经分子对接计算获得每组的结合能，对接结果的结合能用热图展示。如彩图 17 所示，横坐标为 16 个化合物，纵坐标 197 个蛋白质基因，横轴坐标交叉区域为二者的结合能。彩图 17 中，红色表示结合能为负值，绿色表示结合能为正值，灰色表示蛋白质基因不是活性成分的靶标，图中红色较多表明片仔癀中大多数活性成分与靶标有较好的相互作用与结合活性。将结合能小于 $-5.0$ kJ/mol 的靶点筛选出来，得到 190 个结合活性较好的靶点基因作为下面分析的基础。

彩图 17 中横坐标所示的 16 个化合物从左到右依次为 Notoginsenoside R1（三七皂苷 R1）、Ginsenoside Re（人参皂苷 Re）、Ginsenoside Rg1（人参皂苷 Rg1）、Ginsenoside Rb1（人参皂苷 Rb1）、Astragaloside A（黄芪甲苷）、Ginsenoside Rd（人参皂苷 Rd）、Cholic acid（胆酸）、Muscone（麝香酮）、Taurocholic acid（牛磺胆酸）、Glycocholic acid hydrate（甘氨胆酸）、Glycodeoxycholic acid hydrate（甘氨脱氧胆酸）、Chenodeoxycholic acid（鹅去氧胆酸）、Deoxycholic acid（去氧胆酸）、Sodium taurodeoxycholate（牛磺去氧胆酸）、Taurochenodeoxycholic acid（牛磺鹅去氧胆酸）、Taurine（牛磺酸）。

4. 靶基因的 GO 和 KEGG 分析

进行 GO 生物功能过程和 KEGG 代谢通路富集分析，阈值设置为 $p<0.05$。BP、CC、MF 富集条目分别为 71、45 及 25 条，按 $p$ 值由小到大筛选 top10 记录。生物过程相关条目主要集中在 RNA 聚合酶 II 启动子的转录（transcription initiation from RNA polymerase II promoter）、类固醇激素介导的信号通路（steroid hormone mediated signaling pathway）、对脂多糖的反应（response to lipopolysaccharide）、蛋白质磷酸化（protein phosphorylation）、蛋白质自磷酸化（protein autophosphorylation）、凋亡过程的正负调控（positive regulation of apoptotic process）、肽基酪氨酸自磷酸化（peptidyl-tyrosine autophosphorylation）、核苷代谢过程（nucleoside metabolic process）、脂肪酸β氧化（fatty acid beta-oxidation）、凝血内在途径（blood coagulation, intrinsic pathway）等，如彩图 18 所示。

在细胞组成相关条目中主要涉及皱褶膜（ruffle membrane）、核（nucleus）、核质（nucleoplasm）、线粒体（mitochondrion）、线粒体基质（mitochondrial matrix）、膜（membrane）、细胞内核糖核蛋白复合物（intracellular ribonucleoprotein complex）、胞外体（extracellular exosome）、胞浆（cytosol）、细胞质（cytoplasm）等，如彩图 19 所示。

分子功能相关条目主要涉及锌离子结合（zinc ion binding）、类固醇激素受体活性（steroid hormone receptor activity）、核糖磷酸二磷酸激酶活性（ribose phosphate diphosphokinase activity）、蛋白质激酶活性（protein kinase activity）、蛋白质均聚活性（protein homodimerization activity）、蛋白质结合（protein binding）、非跨膜蛋白质酪氨酸激酶活性（non-membrane spanning protein tyrosine kinase activity）、激酶活性（kinase activity）、同一蛋白质结合（identical protein binding）、酶结合（enzyme binding）、ATP 结合（ATP binding）等，如彩图 20 所示。

KEGG 信号通路分析是多个蛋白质之间相互作用，共同调节细胞功能和代谢活动的过程。$p<0.05$ 的 12 条信号通路包括嘌呤代谢（purine metabolism）、癌症中的蛋白多糖（proteoglycans in cancer）、前列腺癌（prostate cancer）、癌症的途径（pathways in cancer）、p53 信号通路（p53 signaling pathway）、代谢途径（metabolic pathways）、局灶性粘连（focal adhesion）、Fc ε RI 信号通路（Fc epsilon RI signaling pathway）、脂肪酸降解（fatty acid degradation）、膀胱癌（bladder cancer）、抗生素的生物合成（biosynthesis of antibiotics）、β-丙氨酸代谢（beta-alanine metabolism），如彩图 21 所示。

5. 网络构建

采用 Cytoscape 软件构建成分-靶点-通路网络。如图 5-22 所示，菱形表示片仔癀的活性成分，圆形是活性成分的靶蛋白，方形是 KEGG 通路。

6. 子网识别与构建

通过 STRING 数据库分析 190 个靶蛋白，构建 PPI 网络。PPI 网络设置的最低要求互动得分（minimum required interaction score）采用系统默认值 0.4，并隐藏网络中断开连接的节点，筛选后的 167 个靶点可发生蛋白质互作，492 条边代表了蛋白质间的互作关系，各节点的平均自由度为 5.9，构建片仔癀靶蛋白 PPI 网络，如图 5-23 所示。运用 CytoHubba 工具，根据节点在网络中的属性进行排名，选择 MCC 拓扑分析方法提取关键子网络，选取 Rank 的 top6 基因，获得的核心基因依次为 ESR1、AR、ALB、NOTCH1、ERBB2 和 IGF1R，构建片仔癀的 PPI 关键子网络，如图 5-24 所示。

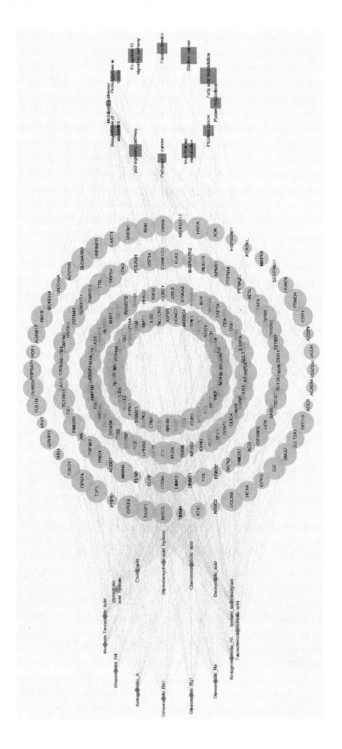

图 5-22　成分–靶点–通路网络

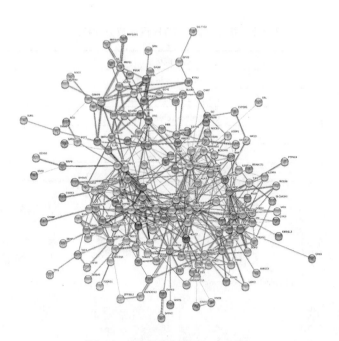

图 5-23　片仔癀靶蛋白 PPI 网络

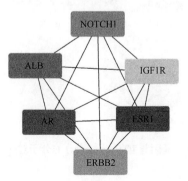

图 5-24　片仔癀 PPI 关键子网

## 7. 核心基因与药物活性成分分子对接可视化分析

　　将核心基因与 PTH 活性成分进行分子对接，如表 5-5 所示，对接结果显示核心基因与化合物之间的亲和力均比较高。对应的分子对接效果如图 5-25 所示，显示了小分子与靶蛋白结合能最低时的最佳构象，展示了药物分子和核心靶点之间的相互作用方式。

表 5-5　核心基因与 PTH 活性成分对接结果

| 核心基因 | 活性成分 | 结合能 |
|---|---|---|
| ESR1 | Glycocholic acid hydrate | −6.4 |
| AR | Chenodeoxycholic acid | −7.3 |
| ALB | Chenodeoxycholic acid | −9.5 |
| NOTCH1 | Ginsenoside Rb1 | −7.4 |
| ERBB2 | Taurocholic acid | −7.4 |
| IGF1R | Sodium taurodeoxycholate | −7.1 |

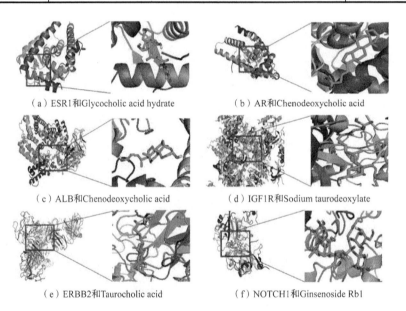

（a）ESR1和Glycocholic acid hydrate　　（b）AR和Chenodeoxycholic acid

（c）ALB和Chenodeoxycholic acid　　（d）IGF1R和Sodium taurodeoxylate

（e）ERBB2和Taurocholic acid　　（f）NOTCH1和Ginsenoside Rb1

图 5-25　6 个核心基因与 PTH 活性成分的分子对接结果可视化效果

8. 结论

片仔癀通过多成分、多靶点、多途径协同作用达到抑制肝癌的作用。研究结果表明，活性小分子通过干预 Pathways in cancer、P53、Proteoglycans in cancer、Focal Adhesion、Metabolic 等多条通路来发挥抗癌作用。核心靶基因参与了 RNA 聚合酶 II 启动子的转录、类固醇激素介导的信号通路、蛋白质自磷酸化、凋亡过程的正负调控、对脂多糖的反应等生物过程。

# 下篇

# 医学数据统计分析

本篇主要通过典型案例阐述医学上常用的统计分析方法，并利用 SPSS 统计软件实现。主要内容涵盖医学统计中常用的计量资料和计数资料的差异比较、资料相关分析和生存分析等分析技术。将统计原理、医学实例和操作有机结合，突出实用性、可操作性和综合性，帮助读者快速入门和学以致用。

# 第 6 章 两组计量资料的均数差异比较

医学上常用的统计方法很多且适用于不同类型的数据，在对数据资料进行统计处理时，必须根据数据的具体情况正确选用统计方法。例如，$t$ 检验及方差分析是由正态分布数据以及各组方差相等推导出来的，因而要求数据为正态分布（至少接近正态分布）且方差齐性。在统计学中，不同的数据分布类型需要不同的检验方法；同样，不同的数据类型也需要不同的检验方法。

## 6.1 $t$ 检验概述

统计资料的类型一般分为计量（定量）资料、分类（定性）资料两大类。计量资料是对观察单位用定量方法测量所得，一般是连续变量总体的样本资料。是否为计量资料的统计分析，可以根据 "问题（随机误差模型）、目的（均数比较）、来源（计量工具测定）、小数（可以取小数）" 四个方面进行判断。

在医学研究中为了判断研究因素是否起作用，经常将一个样本均数与已知总体均数进行比较，或对两个样本均数进行比较。但由于抽样误差的存在，即使研究因素不起作用，抽样误差也会导致样本均数与总体均数的差别，或两样本均数的差别。因此，在实际研究中，当遇到样本均数与总体均数不相等，或两个样本均数不相等时，不能简单地根据均数的差别，直观地认为影响因素起作用，要判断影响因素是否起作用，必须经过假设检验，方可作出结论。

$t$ 分布是威廉·戈塞（William Gosset）在 1908 年以 "学生（Student）" 为笔名发表的论文《一个均值的可能误差》中首先提出来的。这篇论文开创了小样本统计理论的先河，为研究样本分布理论奠定了重要基础，被统计学家誉为统计推断理论发展史上的里程碑[56]。

假设检验的具体方法，通常以选定的检验统计量来命名，以 $t$ 分布为基础的检验称为 $t$ 检验。$t$ 检验是计量资料两均数比较的假设检验中常用的方法。本章介绍单样本 $t$ 检验、两独立样本 $t$ 检验以及配对样本 $t$ 检验在 SPSS 中的应用，实际应用时应注意各种检验方法的适用条件。

对于计量资料需要判断数据的分布是否正态和各组总体方差是否相等。因为 $t$ 检验是以正态分布和总体方差相等为前提的。但在实际应用时，由于 $t$ 检验是比较稳定的，当样本数不是太小（如大于 30）时，一般的偏态对其影响不大，而在极端偏态时，则必须使用数据转换或非参数检验。当方差不等时，SPSS 会计算校正 $t$ 值（即此时进行 $t'$ 检验）。

本章中，显著水平 $\alpha$ 均取 0.05。

# 6.2　单样本 $t$ 检验

单样本 $t$ 检验适用于样本均数与已知总体均数的比较。其比较的目的是推断样本是否来自某已知总体，表现为检验样本均数所代表的未知总体均数是否与已知总体均数有差别。已知的总体均数一般为一些公认的理论值、标准值、经验值或期望值。

SPSS 的单样本 $t$ 检验，是在 " $H_0$ ：$\mu$ =检验值" 假设下，按照样本均数与检验值之差进行的。因此，这个检验也称为样本均数与总体均数的比较。

单样本 $t$ 检验的适用条件为样本所代表的总体满足正态分布。下面以一个医学实例来介绍在 SPSS 中的实现过程，以及结果的分析方法。

1. 例题与数据文件的建立

【例 6.1】某中药厂使用旧设备生产的六味地黄丸，丸重的均数为 8.9g。更新设备后，从所生产的产品中随机抽取 9 丸，质量分别为 9.2g、10.0g、9.6g、9.8g、8.6g、10.3g、9.9g、9.1g、8.9g。问：设备更新前后药丸的平均质量是否有变化？

本例的研究目的是考察设备更新前后，药丸的平均质量是否有变化，显然需要用现有样本来检验样本是否来自已知总体，即进行单样本 $t$ 检验。

单样本 $t$ 检验的数据格式为 $n$ 行 1 列（$n$ 为样本含量），本例为 9 行 1 列。对此资料，这里取变量 " $x$ " 存放六味地黄丸丸重值，在 SPSS 中定义这个变量并录入数据，并创建名称为 "li6-1.sav" 的数据文件。此数据文件如图 6-1 所示。

| | x | var |
|---|---|---|
| 1 | 9.2 | |
| 2 | 10.0 | |
| 3 | 9.6 | |
| 4 | 9.8 | |
| 5 | 8.6 | |
| 6 | 10.3 | |
| 7 | 9.9 | |
| 8 | 9.1 | |
| 9 | 8.9 | |
| 10 | | |

图 6-1　单样本 $t$ 检验数据文件

2. 利用 SPSS 进行分析操作

（1）在 SPSS 中调出数据文件"li6-1.sav"。

（2）选择"Analyze"菜单中的"Descriptive Statistics"命令，然后在下一级菜单中选择"Explore"命令，此命令是对变量"*x*"进行正态性检验，若 Shapiro-Wilk 检验的 *p*>0.05，则操作继续。

（3）选择"Analyze"菜单中的"Compare Means"命令，然后在下一级菜单中选择"One-Sample T Test"命令，弹出如图 6-2 所示的"One-Sample T Test"对话框，将分析变量"*x*"调到"Test Variable(s)"列表框中，将"Test Value"的值改为"8.9"。

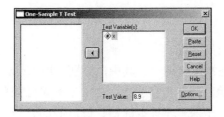

图 6-2 "One-Sample T Test"对话框

各项说明如下。

Test Variable(s)：检验变量。由对话框左侧选入需要分析的变量作为检验变量。本例为变量"*x*"。

Test Value：检验值。输入已知总体均数（即检验值），此处系统默认值为 0。本例应将此处改为"8.9"。

（4）单击"Options"按钮，弹出如图 6-3 所示的"One-Sample T Test: Options"对话框。

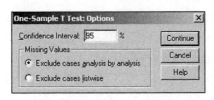

图 6-3 "One-Sample T Test: Options"对话框

其中的各项说明如下。

① Confidence Interval：样本所在总体均数与已知总体均数之差的置信区间，

此处系统默认置信度为95%。

② Missing Values：缺失值。此项用于对缺失值的处理方法进行选择。

● Exclude cases analysis by analysis：剔除正在分析的变量中带缺失值的观察单位，此项为默认项。

● Exclude cases listwise：剔除所有分析变量中带有缺失值的观察单位。可见此项样本数据的利用不如前项充分，所以一般使用默认项。

若"Confidence Interval"默认为"95%"以及"Missing Values"为"Exclude cases analysis by analysis"，则在操作时，"Options"可省略不选。

（5）单击"Continue"按钮返回如图6-2所示的对话框，单击"OK"按钮，即可得到输出结果。

3. 结果分析

（1）正态性检验结果分析。

表6-1所示为正态性检验结果。其中，分别使用 Kolmogorov-Smirnov(KS)检验和 Shapiro-Wilk 检验。在 KS 检验中，由于未考虑已知总体参数的情形，而是直接从样本中提取参数作为总体参数的估计值，因此它实质上是修正的正态检验，即 Lilliefors 修正。因此，KS 检验不适用于小样本检验，而适用于大样本的连续变量检验。

表 6-1　正态性检验结果

| Test Method | Kolmogorov-Smirnov(KS)[a] | | | Shapiro-Wilk | | |
|---|---|---|---|---|---|---|
| Various Statistics | Statistic | df | Sig. | Statistic | df | Sig. |
| $x$ | 0.153 | 9 | 0.200[*] | 0.963 | 9 | 0.832 |

\* This is a lower bound of the true significance.（这是个真正意义的下边界。）

a Lilliefors Significance Correction（Lilliefors 显著性校正）。

表6-1中，第五列 Statistic(Shapiro-Wilk 统计量)=0.963，第六列 df(自由度)=9，第七列 Sig(显著性)$p$=0.832>0.05，服从正态分布。

（2）单样本基本统计量结果分析。

由表6-2可知，本例 $N$（样本含量）为"9"，Mean（样本均数）为"9.489"，Std. Deviation（标准差）为"0.566 7"，Std. Error Mean（标准误）为"0.188 9"。

表 6-2　单样本基本统计量结果

| Various Statistics | $N$ | Mean | Std. Deviation | Std. Error Mean |
|---|---|---|---|---|
| $x$ | 9 | 9.489 | 0.566 7 | 0.188 9 |

（3）单样本 $t$ 检验结果分析。

表 6-3 中，第一行说明用于比较的 Test Value（已知总体均数）为"8.9"。第二列从左向右分别表示 $t$ 统计量的观测值（$t$）为"3.118"，df（自由度）为"8"，Sig.（2-tailed）（双尾概率）$p$ 值为"0.014"，Mean Difference（样本均数与已知总体均数的差）为"0.588 9"，95% Confidence Interval of the Difference（样本所在总体均数与已知总体均数差的 95% 的置信区间）为（0.153, 1.024），由此可计算出样本所在总体均数的 95% 置信区间为（0.153+8.9, 1.024+8.9）=（9.053, 9.924）。

表 6-3　单样本 $t$ 检验结果

| Various Statistics | Test Value = 8.9 | | | | | |
|---|---|---|---|---|---|---|
| | $t$ | df | Sig.（2-tailed） | Mean Difference | 95% Confidence Interval of the Difference | |
| | | | | | Lower | Upper |
| $x$ | 3.118 | 8 | 0.014 | 0.588 9 | 0.153 | 1.024 |

因为 $p$=0.014<0.05，所以拒绝 $H_0$，接受 $H_1$，差异有统计学意义，可认为更新设备前后药丸平均质量有变化。同时，由于 0 不在（0.153, 1.024）区间或 8.9 不在（9.053, 9.924）区间，也说明更新设备前后药丸平均质量有变化。

# 6.3　两独立样本 $t$ 检验

两独立样本 $t$ 检验（又称为成组设计 $t$ 检验）适用于完全随机设计两独立样本均数的比较。其比较的目的是检验两独立样本均数所代表的两总体均数是否有差别。

两独立样本 $t$ 检验的应用条件如下。

（1）独立性：各观察值之间相互独立，不互相影响，即各样本为独立样本。

（2）正态性：理论上要求样本取自正态总体。

（3）方差齐性：两样本所对应的总体方差相等（方差齐时用 $t$ 检验，方差不齐时用 $t'$ 检验）。

1. 例题与数据文件的建立

【例 6.2】为了解内毒素对肌酐的影响，将 20 只雌性中年大鼠随机分为甲组和乙组。甲组中的每只大鼠不给予内毒素，乙组中的每只大鼠则给予 3mg/L 的内毒素。分别测得两组大鼠的肌酐结果（单位：mg/L），如表 6-4 所示。问：内毒素是否对肌酐有影响？

表6-4　两组大鼠的肌酐结果　　　　　　　　　　（单位：mg/L）

| 编号 | 甲组 | 乙组 |
| --- | --- | --- |
| 1 | 6.2 | 8.5 |
| 2 | 3.7 | 6.8 |
| 3 | 5.8 | 11.3 |
| 4 | 2.7 | 9.4 |
| 5 | 3.9 | 9.3 |
| 6 | 6.1 | 7.3 |
| 7 | 6.7 | 5.6 |
| 8 | 7.8 | 7.9 |
| 9 | 3.8 | 7.2 |
| 10 | 6.9 | 8.2 |

本例的研究目的是考察内毒素是否对肌酐有影响，需要进行两独立样本 $t$ 检验。两独立样本 $t$ 检验的数据格式为 $n_1 + n_2$ 行 2 列（$n_1$、$n_2$ 分别为两样本的样本含量），2 列分别为分组变量和检验变量，本例为 20 行 2 列。对此资料，取变量"$n$"存放分组变量值，分别用数字 1、2 与甲组和乙组相对应；取变量"$x$"存放两组大鼠的肌酐结果，在 SPSS 中定义这两个变量并输入数据，建立数据文件，取名为"li6-2.sav"。此数据文件如图 6-4 所示。

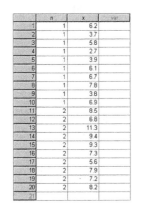

图 6-4　数据文件"li6-2.sav"

2. 利用 SPSS 进行分析操作

（1）在 SPSS 中调出数据文件"li6-2.sav"。

（2）选择"Analyze"菜单中的"Descriptive Statistics"命令，然后在下一级菜单中选择"Explore"命令，分别对两独立样本进行正态性检验，若两组 Shapiro-Wilk 检验的 $p$ 值均大于 0.05，则操作继续。

（3）选择"Analyze"菜单中的"Compare Means"命令，然后在下一级菜单中选择"Independent-Samples T Test"命令，弹出如图 6-5 所示的"Independent-Samples T Test"对话框，将检验变量"$x$"调到"Test Variable(s)"列表框中，将分组变量"$n$"调到"Grouping Variable"下拉列表中，此时"Define Groups"按钮被激活。

（4）单击"Define Groups"按钮，弹出如图 6-6 所示的"Define Groups"对话框。

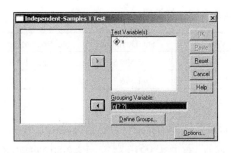
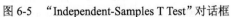
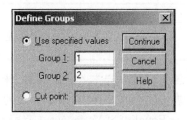

图 6-5　"Independent-Samples T Test"对话框　　图 6-6　"Define Groups"对话框

其各项说明如下。

① Use specified values：使用特定值（即分组变量值），分别输入对应于两个不同总体的两个变量值。本例中，"Group 1"处输入"1"，"Group 2"处输入"2"。

② Cut point：输入一个具体数值，分组变量在该值处自动分为两部分，大于等于该值的对应一个总体，小于该值的对应另一个总体。

（5）单击"Continue"按钮，返回如图 6-5 所示的对话框，"Options"选项同单样本 $t$ 检验，单击"OK"按钮，即可得到输出结果。

3. 结果分析

（1）两独立样本正态性检验结果分析。

由表 6-5 可知，两组 Shapiro-Wilk 检验的 $p$ 值分别为 0.380、0.948，均大于0.05，两组均服从正态分布。

表 6-5　两独立样本正态性检验结果

| Various Statistics | | N | Kolmogorov-Smirnov[a] | | | Shapiro-Wilk | | |
|---|---|---|---|---|---|---|---|---|
| | | | Statistic | df | Sig. | Statistic | df | Sig. |
| $x$ | 1 | | 0.205 | 10 | 0.200[*] | 0.923 | 10 | 0.380 |
| | 2 | | 0.117 | 10 | 0.200[*] | 0.977 | 10 | 0.948 |

\* This is a lower bound of the true significance. （这是个真正意义的下边界。）

a Lilliefors Significance Correction（Lilliefors 显著性校正）。

（2）两独立样本基本统计量结果分析。

由表 6-6 可知，本例中有两个样本，第二行数据为第一个样本的统计描述，第三行数据为第二个样本的统计描述。两样本均数分别为 5.360、8.150，不相等，需要通过独立样本 $t$ 检验推断出造成差异的原因（仅由抽样误差造成，还是研究因素起作用了）。

表 6-6　两独立样本基本统计量结果

| Various Statistics | $n$ | $N$ | Mean | Std. Deviation | Std. Error Mean |
|---|---|---|---|---|---|
| $X$ | 1 | 10 | 5.360 | 1.698 5 | 0.537 1 |
| | 2 | 10 | 8.150 | 1.596 7 | 0.504 9 |

（3）两独立样本 $t$ 检验结果分析。

表 6-7 中，从左往右第 2 和 3 列是为判断两总体方差是否相等而做的 Levene's Test for Equality of Variances（方差齐性检验），若 $p>0.05$，则使用 Equal variances assumed（方差齐）的 $p$ 值做 $t$ 检验；若 $p\leqslant0.05$，则使用 Equal variances not assumed（方差不齐）的 $p$ 值作 $t'$ 检验。$t$ 检验或 $t'$ 检验的 $p\leqslant0.05$ 时，认为两组总体均数的差异有统计学意义；$p>0.05$ 时，不能认为两组总体均数的差异有统计学意义。本例中方差齐性检验的 $p$ 值为 0.477，可认为两总体方差齐，因此，读取"Equal variances assumed"行的 $t$ 检验结果。其中，$t$ 统计量的观测值为"–3.785"，自由度为"18"，双尾概率 $p$ 值为"0.001"，两样本均数的差为"–2.790 0"，差值的标准误为"0.737 2"，两样本所在总体均数差的 95%的置信区间为（–4.338 8，–1.241 2）。

表 6-7　两独立样本 $t$ 检验结果

| Homogen Eity Test of Variance | Levene's Test for Equality of Variances | | t-test for Equality of Means | | | | | | |
|---|---|---|---|---|---|---|---|---|---|
| | F | Sig. | $t$ | df | Sig. （2-tailed） | Mean Difference | Std. Error Difference | 95% Confidence Interval of the Difference | |
| | | | | | | | | Lower | Upper |
| $x$ Equal variances assumed | 0.527 | 0.477 | –3.785 | 18 | 0.001 | –2.790 0 | 0.737 2 | –4.338 8 | –1.241 2 |
| $x$ Equal variances not assumed | | | –3.785 | 17.932 | 0.001 | –2.790 0 | 0.737 2 | –4.339 2 | –1.240 8 |

因为 $t$ 检验的 $p=0.001<0.05$，所以拒绝 $H_0$，接受 $H_1$，两组总体均数的差异有统计学意义，可认为内毒素对肌酐有影响。同时，由于 0 不在（–4.338 8，–1.241 2）区间也说明内毒素对肌酐有影响。

【例 6.3】对 10 例肺癌患者和 12 例矽肺 0 期患者用 X 光片测量肺门横径右侧距 RD 值（cm），如表 6-8 所示。问：肺癌患者的 RD 值是否高于矽肺 0 期患者的 RD 值？

表 6-8　肺癌患者和矽肺 0 期患者的 RD 值比较　　　　　　（单位：cm）

| 编号 | 肺癌患者 | 矽肺 0 期患者 |
|---|---|---|
| 1 | 2.78 | 3.23 |
| 2 | 3.23 | 3.50 |
| 3 | 4.20 | 4.04 |
| 4 | 4.87 | 4.15 |
| 5 | 5.12 | 4.28 |
| 6 | 6.21 | 4.34 |
| 7 | 7.18 | 4.47 |
| 8 | 8.05 | 4.64 |
| 9 | 8.56 | 4.75 |
| 10 | 9.60 | 4.82 |
| 11 | | 4.95 |
| 12 | | 5.10 |

操作步骤同例 6.2。

结果分析如下。

（1）两独立样本正态性检验结果分析。

由表 6-9 可知，两组 Shapiro-Wilk 检验的 $p$ 值分别为 0.775、0.533，均大于 0.05，两组均服从正态分布。

表 6-9　两独立样本正态性检验结果

| Various Statistics | | $n$ | Kolmogorov-Smirnov[a] | | | Shapiro-Wilk | | |
|---|---|---|---|---|---|---|---|---|
| | | | Statistic | df | Sig. | Statistic | df | Sig. |
| $x$ | | 1 | 0.145 | 10 | 0.200[*] | 0.959 | 10 | 0.775 |
| | | 2 | 0.122 | 12 | 0.200[*] | 0.943 | 12 | 0.533 |

\* This is a lower bound of the true significance. （这是个真正意义的下边界。）

a Lilliefors Significance Correction （Lilliefors 显著性校正）。

（2）两独立样本基本统计量结果分析。

表 6-10 的基本描述与例 6.2 类似，此处不再进行说明。

表 6-10　两独立样本基本统计量结果

| Various Statistics | | $n$ | $N$ | Mean | Std. Deviation | Std. Error Mean |
|---|---|---|---|---|---|---|
| $x$ | | 1 | 10 | 5.980 0 | 2.320 95 | 0.733 95 |
| | | 2 | 12 | 4.355 8 | 0.565 64 | 0.163 29 |

（3）两独立样本 $t$ 检验结果分析。

由表 6-11 可知，Levene's Test for Equality of Variances（方差齐性检验）的 $p=0.000<0.05$，则认为两总体方差不齐，应使用 Equal variances not assumed 的 $p$ 值做 $t'$ 检验。因为此资料研究肺癌患者的 RD 值是否高于矽肺 0 期患者的 RD 值，是单侧检验，所以 $t'$ 检验的双侧 $p=0.056$，单侧 $p=0.056/2=0.028<0.05$，因此拒绝 $H_0$，接受 $H_1$，认为两组总体均数的差异有统计学意义，可认为肺癌患者的 RD 值高于矽肺 0 期患者的 RD 值。

表 6-11　两独立样本 $t$ 检验结果

| Homogen Eity Test of Variance | Levene's Test for Equality of Variances | | t-test for Equality of Means | | | | | | |
|---|---|---|---|---|---|---|---|---|---|
| | F | Sig. | $t$ | df | Sig. （2-tailed） | Mean Difference | Std. Error Difference | 95% Confidence Interval of the Difference | |
| | | | | | | | | Lower | Upper |
| $x$ Equal variances assumed | 20.455 | 0.000 | 2.352 | 20 | 0.029 | 1.624 17 | 0.690 42 | 0.183 99 | 3.064 35 |
| $x$ Equal variances not assumed | | | 2.160 | 9.893 | 0.056 | 1.624 17 | 0.751 89 | −0.053 61 | 3.301 94 |

# 6.4　配对设计样本 $t$ 检验

配对设计样本 $t$ 检验适用于配对设计的计量资料均数的比较。配对的方式有两种：同源配对与异源配对。同源配对是指同一受试对象接受某种处理，处理前与处理后所得到的两个观测值进行自身对照比较；同一受试对象的两个不同部位的观测值进行自身对照比较；同一受试对象接受两种不同处理所得到的观测值进行自身对照比较。异源配对是指将来源、性质相同或相近的两个个体配成一对，如将品种、窝别、性别、年龄、体重相同或相近的两个试验动物配成一对，然后对配对的两个个体随机地实施不同处理。其中，同源配对的第一种情况的目的是推断接受的处理有无作用，其他情况的目的是推断两种处理的结果有无差别，表现为检验两相关样本均数所代表的两总体均数是否有差别。

在进行配对样本 $t$ 检验时，应先求出各对数据间的差值 $d$，将 $d$ 作为变量值计算其均数。若研究（或处理）因素的效应无差别，理论上差值 $d$ 的总体均数 $\mu_d$ 应为 0，故可将该检验理解为样本均数 $\bar{d}$ 与总体均数 $\mu_d=0$ 的比较。由此可见，配对 $t$ 检验的本质就是单样本 $t$ 检验，因此其适用条件也与单样本 $t$ 检验类似，即差值 $d$ 所在的总体需要满足正态分布。

在实际工作中，有时会存在配对设计不成功的情况发生，那么如何辨别呢？一般情况，当相关系数 $r>0$ 时，认为配对设计成功，应当使用配对设计 $t$ 检验；当 $r\leqslant 0$ 时，不能认为配对设计成功，应当重新设计或改用成组 $t$ 检验。

1. 例题与数据文件的建立

【例 6.4】某大学校医院用银楂丹桃合剂治疗高血压，治疗前后患者舒张压如表 6-12 所示。试判断该中药治疗高血压是否有效。

**表 6-12　银楂丹桃合剂治疗高血压前后的舒张压数据**　　（单位：kPa）

| 病人编号 | 治疗前的舒张压 | 治疗后的舒张压 |
|---|---|---|
| 1 | 13.6 | 11.9 |
| 2 | 14.9 | 15.3 |
| 3 | 17.2 | 13.4 |
| 4 | 17.3 | 17.2 |
| 5 | 16.5 | 14.6 |
| 6 | 14.2 | 11.5 |
| 7 | 14.5 | 12.2 |
| 8 | 14.6 | 13.8 |

本例的研究目的是考察银楂丹桃合剂治疗高血压是否有效。采用的配对设计属于同源配对中的第一种情况，所以要进行配对样本 $t$ 检验。

配对样本 $t$ 检验的数据格式为 $n$ 行 2 列（$n$ 为样本含量），每个样本对应一列，本例为 8 行 2 列。对此资料，取变量“$x$”“$y$”分别存放治疗前、治疗后舒张压的数据值，在 SPSS 中定义这两个变量并输入数据，建立数据文件，并命名为“li6-4.sav”。此数据文件如图 6-7 所示。

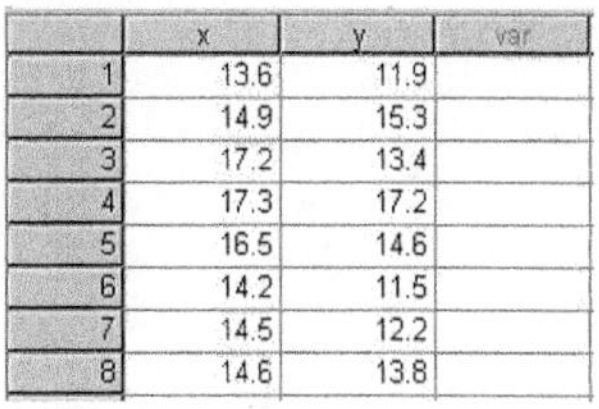

| | x | y | var |
|---|---|---|---|
| 1 | 13.6 | 11.9 | |
| 2 | 14.9 | 15.3 | |
| 3 | 17.2 | 13.4 | |
| 4 | 17.3 | 17.2 | |
| 5 | 16.5 | 14.6 | |
| 6 | 14.2 | 11.5 | |
| 7 | 14.5 | 12.2 | |
| 8 | 14.6 | 13.8 | |

图 6-7　数据文件“li6-4.sav”

2. 利用 SPSS 进行分析操作

（1）在 SPSS 中调出数据文件“li6-4.sav”。

（2）选择"Transform"菜单中的"Compute"命令，弹出如图 6-8 所示的"Compute Variable"对话框。

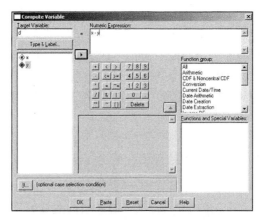

图 6-8　"Compute Variable"对话框

其主要参数说明如下。

Target Variable：目标变量。输入差值变量名，本例取目标变量为"$d$"。

Numeric Expression：表达式。本例预计算差值 $d$，即 $x-y$，所以先选择变量"$x$"，单击▶按钮，在符号区单击"–"（减号）按钮，再选择变量"$y$"，单击▶按钮。此时，$d=x-y$ 设置完成，然后单击"OK"按钮。

（3）选择"Analyze"菜单中的"Descriptive Statistics"命令，展开下一级菜单，选择"Explore"命令，对变量"$d$"进行正态性检验，若 Shapiro-Wilk 检验的值 $p>0.05$，则操作继续。

（4）选择"Analyze"菜单中的"Compare Means"命令，展开下一级菜单，选择"Paired-Samples T Test"命令，弹出如图 6-9 所示的"Paired-Samples T Test"对话框。

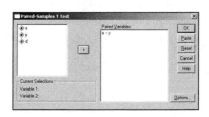

图 6-9　"Paired-Samples T Test"对话框

其主要参数说明如下。

Paired Variables：配对变量。从对话框左侧选择两配对变量，本例为变量"$x$"和"$y$"。当第一个变量选择完毕后，"Current Selections"（当前选择变量）中的"Variable 1:"右侧出现第一个变量的变量名（$x$），然后选择第二个变量，"Variable 2:"右侧出现第二个变量的变量名（$y$），此时▶按钮被激活，单击▶按钮，变量"$x$"和"$y$"即被选定为配对变量。

（5）"Options"选项，同单样本 $t$ 检验。最后单击"OK"按钮，即可得到输出结果。

3. 结果分析

（1）变量 $d$ 的正态性检验结果分析。

由表 6-13 可知，Shapiro-Wilk 统计量=0.978，$p$=0.953>0.05，$d$ 变量服从正态分布。

表 6-13　变量 $d$ 的正态性检验结果

| Test Method | Kolmogorov-Smirnov[a] | | | Shapiro-Wilk | | |
|---|---|---|---|---|---|---|
| Various Statistics | Statistic | df | Sig. | Statistic | df | Sig. |
| $d$ | 0.150 | 8 | 0.200[*] | 0.978 | 8 | 0.953 |

[*] This is a lower bound of the true significance.（这是个真正意义的下边界。）

a Lilliefors Significance Correction（Lilliefors 显著性校正）。

（2）配对样本基本统计量结果分析。

表 6-14 分别给出了两配对变量的基本统计描述。

表 6-14　配对样本基本统计量结果

| Various Statistics | | Mean | $N$ | Std. Deviation | Std. Error Mean |
|---|---|---|---|---|---|
| Pair 1 | $x$ | 15.350 | 8 | 1.435 3 | 0.507 4 |
| | $y$ | 13.738 | 8 | 1.928 7 | 0.681 9 |

（3）配对样本相关关系如表 6-15 所示。

表 6-15　配对样本相关关系

| Various Statistics | | $N$ | Correlation | Sig. |
|---|---|---|---|---|
| Pair 1 | $x$ & $y$ | 8 | 0.695 | 0.056 |

Paired Samples Correlations（配对样本相关关系）相关系数（correlation）$r$=0.695>0，配对设计成功，可以使用表 6-16 所示的配对 $t$ 检验结果。

表 6-16　配对样本 $t$ 检验结果

| Various Statistics | Paired Differences | | | | | $T$ | df | Sig. (2-tailed) |
|---|---|---|---|---|---|---|---|---|
| | Mean | Std. Deviation | Std. Error Mean | 95% Confidence Interval of the Difference | | | | |
| | | | | Lower | Upper | | | |
| Pair 1：$x$-$y$ | 1.612 5 | 1.390 2 | 0.491 5 | 0.450 3 | 2.774 7 | 3.281 | 7 | 0.013 |

（4）配对样本 $t$ 检验结果分析。

表 6-16 前 6 列给出了差值的基本统计描述，如差值的均数、标准差、标准误和置信区间。后 3 列才是配对样本 $t$ 检验的检验结果。$p$=0.013<0.05，拒绝 $H_0$，接受 $H_1$，差别有统计学意义。由于治疗前与治疗后的差值为正（1.612 5），因此可以认为银楂丹桃合剂有降血压的作用。

【例 6.5】造模兔使用眼伤宁前及用药后两个月的角膜厚度值如表 6-17 所示，试判断眼伤宁对促进家兔角膜伤口愈合有无作用。

表 6-17　造模兔用药前及用药后两个月的角膜厚度值　　　　（单位：mm）

| 造模兔编号 | 用药前角膜厚度 | 用药后角膜厚度 |
|---|---|---|
| 1 | 0.74 | 0.56 |
| 2 | 0.74 | 0.58 |
| 3 | 0.72 | 0.58 |
| 4 | 0.72 | 0.58 |
| 5 | 0.76 | 0.56 |
| 6 | 0.72 | 0.60 |
| 7 | 0.72 | 0.60 |
| 8 | 0.76 | 0.60 |
| 9 | 0.64 | 0.58 |
| 10 | 0.68 | 0.60 |

本例的研究目的是判断眼伤宁对促进家兔角膜伤口愈合有无作用。采用的配对设计属于同源配对中的第一种情况，所以要进行配对样本 $t$ 检验。

操作步骤同例 6.4。

结果分析如下。

（1）变量 $d$ 的正态性检验结果分析。

由表 6-18 可知，Shapiro-Wilk 统计量为"0.965"，$p$=0.838>0.05，因此变量"$d$"服从正态分布。

表 6-18　变量 $d$ 的正态性检验结果

| Test Method | Kolmogorov-Smirnov[a] | | | Shapiro-Wilk | | |
|---|---|---|---|---|---|---|
| Various Statistics | Statistic | df | Sig. | Statistic | df | Sig. |
| $d$ | 0.155 | 10 | 0.200[*] | 0.965 | 10 | 0.838 |

\* This is a lower bound of the true significance. （这是个真正意义的下边界。）

a Lilliefors Significance Correction （Lilliefors 显著性校正）。

（2）配对样本基本统计量结果分析如表 6-19 所示。

表 6-19　配对样本基本统计量结果

| Various Statistics | | Mean | $N$ | Std. Deviation | Std. Error Mean |
|---|---|---|---|---|---|
| Pair 1 | $X$ | 0.720 0 | 10 | 0.036 51 | 0.011 55 |
| | $Y$ | 0.584 0 | 10 | 0.015 78 | 0.004 99 |

表 6-19 的基本描述与例 6.2 类似，此处不再详细说明。

（3）配对样本相关关系如表 6-20 所示。

表 6-20　配对样本相关关系

| Various Statistics | | $N$ | Correlation | Sig. |
|---|---|---|---|---|
| Pair 1 | $x \& y$ | 10 | −0.231 | 0.520 |

由表 6-20 可知，$r=-0.231<0$，配对设计失败，应当改用成组 $t$ 检验。

# 第7章 多组计量资料的均数差异比较

当检验两组以上样本（或称多组样本）均数间差别有无统计学意义时，发现第 6 章讲述的方法已经不适合了，应该使用方差分析（analysis of variance，ANOVA）。但是检验两组样本均数间差别有无统计学意义时，既可以使用 $t$ 检验（或 $u$ 检验），也可以使用方差分析，二者分析结论是一致的，检验统计量之间的关系为 $F = t^2$。

本章主要介绍常用的方差分析方法。

## 7.1 方差分析概述

方差分析是用于比较多组计量资料样本均数间差别是否具有统计学意义的一种分析方法，其分析的基本步骤是，先按照设计类型将总变异分解为几个部分，每部分都与特定的因素（或称处理因素）有关，然后计算某因素均方与误差均方的比，比值的结果为统计量 $F$，通过比较 $F$ 值与临界值的大小作出统计推断。方差分析应用时要求各样本必须是相互独立的随机样本，各样本来自正态总体，各样本总体方差相等。如果不符合以上条件，就不能直接使用方差分析，可以用数据转换或秩和检验等方法进行分析。通过使用方差分析比较两组或多组样本均数是否相等，来推断相应的多组总体均数是否相等。

## 7.2 单因素方差分析及两两比较

单因素方差分析（one-way ANOVA）用于分析完全随机设计（或成组设计）多组样本均数所代表的总体是否相等。该分析仅涉及一个研究因素，受试对象被随机分配到一个研究因素的多个水平（或状态）组，测量多个水平（或状态）组受试对象的实验效应。下面举例说明单因素方差分析的过程。

1. 例题与数据文件的建立

【例 7.1】为探讨硫酸氧钒的降糖作用，选取 30 只大鼠随机等分为三组，分别给予不同的饲料喂养，大鼠每日进食量如表 7-1 所示。问：三组大鼠进食量是否相同？

**表 7-1　大鼠每日进食量**　　　　（单位：mg/g · $d^{-1}$）

| 正常加钒组 | 糖尿病加钒组 | 糖尿病组 |
|---|---|---|
| 25.84 | 26.46 | 46.89 |
| 27.60 | 25.19 | 47.21 |
| 30.97 | 28.70 | 42.42 |
| 25.61 | 23.70 | 47.70 |
| 25.82 | 24.48 | 40.75 |
| 25.64 | 25.19 | 41.03 |
| 29.72 | 28.01 | 45.98 |
| 27.42 | 23.70 | 43.46 |
| 23.64 | 26.10 | 44.34 |
| 30.06 | 24.62 | 45.32 |

数据输入：在 SPSS 数据编辑窗口建立数据库，研究因素为分组变量，即正常加钒组定义为 1，糖尿病加钒组定义为 2，糖尿病组为定义 3，实验效应指标为进食量，创建数据文件，并命名为“li7-1.sav”，此数据文件如图 7-1 所示。

| | 进食量 | 分组 | var |
|---|---|---|---|
| 1 | 25.84 | 1 | |
| 2 | 26.46 | 2 | |
| 3 | 46.89 | 3 | |
| 4 | 27.60 | 1 | |
| 5 | 25.19 | 2 | |
| 6 | 47.21 | 3 | |
| 7 | 30.97 | 1 | |
| 8 | 28.70 | 2 | |
| 9 | 42.42 | 3 | |
| 10 | 25.61 | 1 | |
| 11 | 23.70 | 2 | |
| 12 | 47.70 | 3 | |
| 13 | 25.64 | 1 | |

图 7-1　数据文件“li7-1.sav”

2. 利用 SPSS 进行分析

要比较三组大鼠进食量是否相同，具体分析步骤如下。

（1）在 SPSS 中调出数据文件“li7-1.sav”。

（2）选择“Analyze”菜单中的“Compare Means”命令，展开下一级菜单，如图 7-2 所示。

（3）选择“One-Way ANOVA”命令，弹出“One-Way ANOVA”对话框。将“进食量”调入“Dependent List”列表框中；同样，将“分组”调入“Factor”列表框中，如图 7-3 所示。

（4）单击"OK"按钮，即可输出结果。

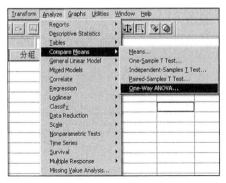

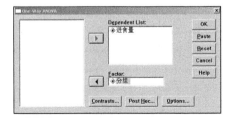

图 7-2　"Compare Means"子菜单　　　图 7-3　"One-Way ANOVA"对话框

### 3. 结果分析

表 7-2 所示为方差分析的结果：Between Groups 表示组间差异，即正常加钒组、糖尿病加钒组、糖尿病组三组之间的差异；Within Groups 表示组内差异，即随机误差；Total 表示总变异。Sum of Squares 表示离均差平方和；df 表示自由度；Mean Square 表示均方；$F$ 表示检验统计量，用 $F$ 值推断 $p$ 值的大小；Sig.表示 $p$ 值。

表 7-2　方差分析

Dependent Variable：进食量

| | Sum of Squares | df | Mean Square | $F$ | Sig. |
|---|---|---|---|---|---|
| Between Groups | 2 035.368 | 2 | 1 017.684 | 212.670 | 0.000 |
| Within Groups | 114.847 | 24 | 4.785 | | |
| Total | 2 150.215 | 26 | | | |

从表 7-2 来看，$F$ 值为 212.670，Sig.值（即 $p$ 值）为 0.000，说明 $p$ 值小于 0.05（或 0.01），有统计学意义，即正常加钒组、糖尿病加钒组、糖尿病组三组大鼠进食量不全相同，至少有两组之间不等，但是，每两组之间是否相等不能通过此分析判断，需要采用方差分析进行两两比较，此内容后面有说明。注意，SPSS 结果显示 Sig.值为 0.000，但不表明 Sig.值的确等于 0.0，因为此值较小，在 SPSS 结果输出只显示小数点后三位数，所以该值必小于 0.000 5。

要比较三组大鼠进食量两两之间是否相同，具体分析步骤如下。

（1）在 SPSS 中调出数据文件"li7-1.sav"。

（2）选择"Analyze"菜单中的"Compare Means"命令，展开下一级菜单。

（3）选择"One-Way ANOVA"命令，弹出"One-Way ANOVA"对话框。选中"进食量"，将其调入"Dependent List"列表框；同样，选中"分组"，将其调入"Factor"列表；单击"Post Hoc"按钮，弹出"One-Way ANOVA: Post Hoc Multiple Comparisons"对话框，如图7-4所示。该对话框中给出了很多两两比较的方法，常用的有LSD、SNK、Dunnett三种方法。

（4）单击"Continue"按钮，关闭"One-Way ANOVA: Post Hoc Multiple Comparisons"对话框。

（5）单击"OK"按钮，即可输出结果。

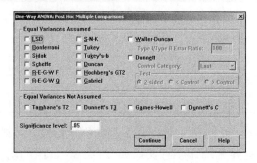

图 7-4 "One-Way ANOVA: Post Hoc Multiple Comparisons"对话框

两两比较结果分析如下。

（1）LSD法：即最小显著差法，用于多组之间任意两组进行比较。其结果如表 7-3 所示。

表 7-3　LSD 法两两比较结果

Dependent Variable：进食量

| Indicator | (I) 分组 | (J) 分组 | Mean Difference (I-J) | Std.Error | Sig. | 95% Confidence Interval | |
|---|---|---|---|---|---|---|---|
| | | | | | | Lower Bound | Upper Bound |
| LSD | 1 | 2 | 1.647 8 | 1.031 21 | 0.123 | −0.480 5 | 3.776 1 |
| | | 3 | −17.538 9* | 1.031 21 | 0.000 | −19.667 2 | −15.410 6 |
| | 2 | 1 | −1.647 8 | 1.031 21 | 0.123 | −3.776 1 | 0.480 5 |
| | | 3 | −19.186 7* | 1.031 21 | 0.000 | −21.315 0 | −17.058 4 |
| | 3 | 1 | 17.538 9* | 1.031 21 | 0.000 | 15.410 6 | 19.667 2 |
| | | 2 | 19.186 7* | 1.031 21 | 0.000 | 17.058 4 | 21.315 0 |

* The mean difference is significant at the 0.05 level. （平均差异在 0.05 水平上是显著的。）

"（I）分组"和"（J）分组"均为比较的各组，"Mean Difference（I-J）"为两组均数差，"Std. Error"为标准误差值，"Sig."为 $p$ 值，如果小于 0.05，两组比较差异有统计学意义。本资料中 1 组和 3 组比较 Sig.为 0.000，说明两组差异有统计学意义。"95% Confidence Interval"为均数差的 95%置信区间，一般情况不利用该结果。

（2）SNK 法：Student-Newman-Keuls，也称为 $q$ 检验，用于多组之间两两比较。其结果如表 7-4 所示。

表 7-4　SNK 法两两比较结果

| Indicator | 分组 | $N$ | Subset for alpha=0.05 | |
| --- | --- | --- | --- | --- |
| | | | 1 | 2 |
| Student-Newman-Keuls | 2 | 9 | 25.741 1 | |
| | 1 | 9 | 27.388 9 | |
| | 3 | 9 | | 44.927 8 |
| | Sig. | | 0.123 | 1.000 |

"Subset for alpha=0.05"框中数值为各组的样本均数，如果某两组的均数在同一个框中，则二者差异无统计学意义，如 2 组和 1 组的均数都在"Subset for alpha=0.05"的"1"框中，所以两组差异无统计学意义；如果某两组的均数不在同一个框中，则二者差异有统计学意义，如 2 组和 3 组的均数分别在"Subset for alpha=0.05"的"1"和"2"框中，所以两组差异有统计学意义。

（3）Dunnett 法：用于多个试验组分别与一个对照组进行比较。其结果分析同LSD 法，Sig.小于 0.05，说明差异有统计学意义，如表 7-5 所示。选择此法时会要求定义对照组。在图 7-4 中选中"Dunnett"复选框后，其下面内容激活，选中"First"为第一组是对照组，选中"Last"为最后组是对照组，以哪组为对照组根据数据录入的实际情况决定。

表 7-5　Dunnett 法两两比较结果

| Indicator | 分组（I） | 分组（J） | Mean Difference（I-J） | Std. Error | Sig. | 95% Confidence Interval | |
| --- | --- | --- | --- | --- | --- | --- | --- |
| | | | | | | Lower Bound | Upper Bound |
| Dunnett $t$（2-sided）[a] | 1 | 3 | −17.538 9[*] | 1.031 21 | 0.000 | −19.961 6 | −15.116 2 |
| | 2 | 3 | −19.186 7[*] | 1.031 21 | 0.000 | −21.609 4 | −16.763 9 |

* The mean difference is significant at the 0.05 level.（平均差异在 0.05 水平上是显著的。）

a Dunnett $t$-tests treat one group as a control，and compare all other groups against it.（Dunnett $t$ 检验将一组作为对照，并将所有其他组与之进行比较。）

# 7.3 双因素方差分析及两两比较

双因素方差分析用于分析随机区组设计（或配伍组设计）多组样本均数所代表的总体是否相等。该分析涉及的两个因素是指主要的处理因素和配伍因素。配伍组设计在医学科研中较为常见，如将动物按窝别配伍，再随机分配到各个处理组中，其与单因素方差分析相比提高了检验效率。下面举例说明双因素方差分析的过程。

### 1. 例题与数据文件的建立

【例7.2】为比较不同产地石棉的毒性的大小，取体重 200～220g 的雌性大鼠24 只，将月龄相同，体重相近的 3 只分为一组。每组的 3 只动物随机分别接受不同产地的石棉处理后，以肺泡巨噬细胞（pulmonary alveolar macrophage，PAM）存活率（%）评价石棉毒性大小。实验结果如表 7-6 所示。问：不同产地石棉毒性是否相同？不同组大鼠的石棉毒性是否相同？

表 7-6　经不同产地石棉处理的细胞存活率　　　　　　　　（单位：%）

| 动物号（因素 B） | 石棉产地（因素 A） | | |
| --- | --- | --- | --- |
| | 甲地 | 乙地 | 丙地 |
| 1 | 50.88 | 44.01 | 66.97 |
| 2 | 48.02 | 66.27 | 71.92 |
| 3 | 45.26 | 59.99 | 69.89 |
| 4 | 38.38 | 52.49 | 67.05 |
| 5 | 60.22 | 66.12 | 70.08 |
| 6 | 44.49 | 55.36 | 86.60 |
| 7 | 46.23 | 52.34 | 63.36 |
| 8 | 53.47 | 61.08 | 61.23 |

数据输入：在 SPSS 数据编辑窗口建立数据库，处理因素为变量"产地"，即甲地为 1，乙地为 2，丙地为 3；配伍因素为变量"配伍组"，1，2，3，…为动物号；实验效应指标为"存活率"，建立文件并命名为"li7-2.sav"。此数据文件如图 7-5 所示。

| | 存活率 | 产地 | 配伍组 | var |
|---|---|---|---|---|
| 1 | 50.88 | 1 | 1 | |
| 2 | 44.01 | 2 | 1 | |
| 3 | 66.97 | 3 | 1 | |
| 4 | 48.02 | 1 | 2 | |
| 5 | 66.27 | 2 | 2 | |
| 6 | 71.92 | 3 | 2 | |
| 7 | 45.26 | 1 | 3 | |
| 8 | 59.99 | 2 | 3 | |
| 9 | 69.89 | 3 | 3 | |
| 10 | 38.38 | 1 | 4 | |
| 11 | 52.49 | 2 | 4 | |

图 7-5 数据文件"li7-2.sav"

2. 利用 SPSS 进行分析

要比较不同产地石棉毒性是否相同，具体分析步骤如下。

（1）在 SPSS 中调出数据文件"li7-2.sav"。

（2）选择"Analyze"菜单中的"General Linear Model"命令，展开下一级菜单，如图 7-6 所示。

（3）选择"Univariate"命令，弹出"Univariate"对话框。选中"存活率"，将其调入"Dependent Variable"列表框；同样，分别选中"产地"和"配伍组"，将其调入"Fixed Factor(s)"列表框，如图 7-7 所示。

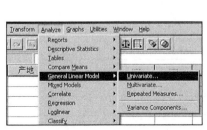

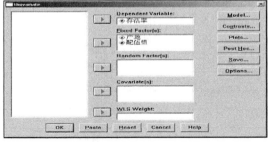

图 7-6　"General Linear Model"主菜单　　　图 7-7　"Univariate"对话框

（4）单击"Model"按钮，弹出"Univariate:Model"对话框。选中"Custom"单选按钮，选中"Factors & Covariates:"列表框中的变量"产地[F]"和"配伍组[F]"，将其调入"Model:"列表框中；单击中间部分的▼按钮，展开下拉列表，选择"Main effects"选项，如图 7-8 所示。单击"Continue"按钮，关闭"Univariate:Model"对话框。

（5）单击"OK"按钮，即可输出结果。

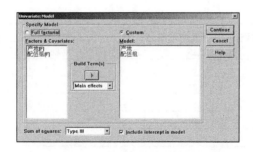

图 7-8　"Univariate:Model" 对话框

3. 结果分析

表 7-7 所示为两因素所有水平组的个体数，可以验证各组数据量是否正确。

表 7-7　两因素各水平组的个体数

| 个体数 | | *N* |
|---|---|---|
| | 1 | 8 |
| 产地 | 2 | 8 |
| | 3 | 8 |
| | 1 | 3 |
| | 2 | 3 |
| | 3 | 3 |
| | 4 | 3 |
| 配伍组 | 5 | 3 |
| | 6 | 3 |
| | 7 | 3 |
| | 8 | 3 |

表 7-8 所示为方差分析结果。其中，Source 表示差异源；Type III Sum of Squares 表示离均差平方和；df 表示自由度；Mean Square 表示均方；$F$ 表示检验统计量，用 $F$ 值推断 $p$ 值的大小；Sig. 表示 $p$ 值。SPSS 中的"General Linear Model：Univariate"是既可以用于回归分析又可以用于多因素方差分析的一种统计方法。在多因素方差分析时，一般不考虑"Intercept"（截距）项。其他各项说明如下。

表 7-8　受试鼠间效应测试方差分析结果

Dependent Variable：存活率

| Source | Type III Sum of Squares | df | Mean Square | $F$ | Sig. |
|---|---|---|---|---|---|
| Corrected Model | 2 276.987[a] | 9 | 252.999 | 5.235 | 0.003 |

| Source | Type Ⅲ Sum of Squares | df | Mean Square | F | Sig. |
|---|---|---|---|---|---|
| Intercept | 81 866.289 | 1 | 81 866.289 | 1 694.094 | 0.000 |
| 产地 | 1 826.635 | 2 | 913.318 | 18.900 | 0.000 |
| 配伍组 | 450.352 | 7 | 64.336 | 1.331 | 0.306 |
| Error | 676.543 | 14 | 48.325 | | |
| Total | 84 819.819 | 24 | | | |
| Corrected Total | 2 953.531 | 23 | | | |

a R Squared=0.771（Adjusted R Squared=0.624）。

Corrected Model：表示修正模型，是对方差分析模型的检验，其原假设为模型中所有的影响因素均无作用。

Corrected Model 的 Type III Sum of Squares 是 2 276.987，恰是产地的 1 826.635 和配伍组的 450.352 的和。

产地：表示不同产地之间的差异，即甲地、乙地、丙地三组之间的差异。

配伍组：表示不同配伍组之间的差异，即 1，2，3，…，8 八组之间的差异。

Error：表示随机误差。

Total：表示总变异。

Corrected Total：表示"产地""配伍组""Error"三项之和。

分析不同产地石棉毒性是否相同：从结果列表来看，$F$ 值为 18.900，Sig.值（即 $p$ 值）为 0.000，说明 $p$ 值小于 0.05（或 0.01），有统计学意义，即甲地、乙地、丙地石棉毒性不全相同，至少有两组之间不等，每两组之间是否相等不能通过此分析判断，需要采用方差分析的两两比较，此内容后面有说明。

分析不同组大鼠的石棉毒性是否相同：从结果列表来看，$F$ 值为 1.331，Sig. 值（即 $p$ 值）为 0.306，说明 $p$ 值大于 0.05，无统计学意义，即 1，2，3，…，8 八组大鼠之间石棉毒性总体相同，不需要进行方差分析的两两比较。

要比较不同组大鼠的石棉毒性是否相同，具体分析步骤如下。

（1）在 SPSS 中调出数据文件"li7-2.sav"。

（2）选择"Analyze"菜单中的"General Linear Model"命令，展开下一级菜单。

（3）选择"Univariate"命令，弹出"Univariate"对话框。选中"存活率"，单击▶按钮，将"存活率"调入"Dependent Variable"列表框；同样，分别选中"产地"和"配伍组"，单击▶按钮，将其调入"Fixed Factor(s)"列表框。

（4）单击"Model"按钮，弹出"Univariate:Model"对话框。选中"Custom"单选按钮，选中"Factors & Covariates:"列表框中的变量"产地[F]"和"配伍组[F]"，单击▶按钮，将其调到"Model:"列表框中；单击中间部分的▼按钮，展开下拉列表，选择"Main effects"选项。单击"Continue"按钮，关闭"Univariate:Model"对话框。

（5）单击"Post Hoc"按钮，弹出"Univariate: Post Hoc Multiple Comparisons for Observed Means"对话框，选中"Factor(s):"列表框中的"产地"，单击▶按钮将变量"产地"调入"Post Hoc Tests for:"列表框中。该对话框中也列出了很多两两比较的方法，一般选择常用的 LSD、SNK、Dunnett 三种方法，如图 7-9 所示。单击"Continue"按钮，关闭"Univariate: Post Hoc Multiple Comparisons for Observed Means"对话框。

（6）单击"OK"按钮，即可输出结果。

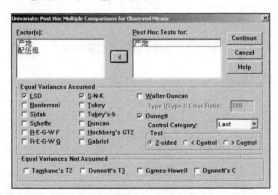

图 7-9　"Univariate: Post Hoc Multiple Comparisons for Observed Means"对话框

表 7-9 和表 7-10 的结果分析如下。

LSD 法结果中每两组之间 Sig.值均小于 0.05，表明每两组之间差异均有统计学意义；Dunnett $t$ 法结果中 1、2 组与 3 组的 Sig.值均小于 0.05，表明 1、2 组与 3 组之间差异均有统计学意义；SNK 法结果中每组均不在同一个 Subset 分层中，故每两组之间差异均有统计学意义。

### 表 7-9　多组比较

Dependent Variable：存活率

| | (I)产地 | (J)产地 | Mean Difference (I-J) | Std. Error | Sig. | 95% Confidence Interval | |
|---|---|---|---|---|---|---|---|
| | | | | | | Lower Bound | Upper Bound |
| LSD | 1 | 2 | −8.838 7[*] | 3.475 79 | 0.023 | −16.293 6 | −1.383 9 |
| | | 3 | −21.268 7[*] | 3.475 79 | 0.000 | −28.723 6 | −13.813 9 |
| | 2 | 1 | 8.838 7[*] | 3.475 79 | 0.023 | 1.383 9 | 16.293 6 |
| | | 3 | −12.430 0[*] | 3.475 79 | 0.003 | −19.884 8 | −4.975 2 |
| | 3 | 1 | 21.268 7[*] | 3.475 79 | 0.000 | 13.813 9 | 28.723 6 |
| | | 2 | 12.430 0[*] | 3.475 79 | 0.003 | 4.975 2 | 19.884 8 |

续表

| | (I)产地 | (J)产地 | Mean Difference (I-J) | Std. Error | Sig. | 95% Confidence Interval | |
|---|---|---|---|---|---|---|---|
| | | | | | | Lower Bound | Upper Bound |
| Dunnett t (2-sided) a | 1 | 3 | −21.268 7* | 3.475 79 | 0.000 | −29.808 7 | −12.728 8 |
| | 2 | 3 | −12.430 0* | 3.475 79 | 0.006 | −20.969 9 | −3.890 1 |

\* The mean difference is significant at the 0.05 level.（平均差异在 0.05 水平上是显著的。）

a Dunnett t-tests treat one group as a control, and compare all other groups against it.（Dunnett t 检验将一组作为对照，并将所有其他组与之进行比较。）

表 7-10　SNK 法两两比较结果

Dependent Variable：存活率

| | 产地 | N | Subset | | |
|---|---|---|---|---|---|
| | | | 1 | 2 | 3 |
| SNK（a，b） | 1 | 8 | 48.368 8 | | |
| | 2 | 8 | | 57.207 5 | |
| | 3 | 8 | | | 69.637 5 |
| | Sig. | | 1.000 | 1.000 | 1.000 |

# 7.4　析因设计的方差分析

　　析因设计（factorial design）在一批试验中可以研究多个因素（或处理）。如果把不同因素间的每一种因素水平组合分别看作一种处理，应用前述的完全随机设计的方差分析方法只能对各种组合的总体均数做比较。析因试验设计的方差分析不仅可以分析每个因素的单独效应、主效应，还可以考察实验因素之间交互作用的效应。通过析因设计可以筛选最佳治疗方案、最佳药物配方以及最佳试验条件等。最简单的析因设计方案可以考察两个因素（分别记为 A 与 B），每个因素考察两个水平，共有 2×2=4 种不同的因素水平组合。现举例说明 2×2 析因设计方差分析的分析过程。

　　1.　例题与数据文件的建立

　　【例 7.3】用中药和西药治疗儿童缺铁性贫血。48 名病情接近的同龄男性患儿随机等分为四组。治疗方案及疗程结束后测得血红蛋白增加量（g/dl），如表 7-11 所示。问：两药各自疗效如何？联合用药效果如何？

表 7-11　两种药物治疗儿童缺铁性贫血血红蛋白增加量　　（单位：g/dl）

| | | 西药 | |
|---|---|---|---|
| | | 用 | 不用 |
| 中药 | 用 | 2.5　2.2　2.3　2.0 | 1.2　1.0　1.0　1.0 |
| | | 2.3　2.2　2.1　2.2 | 0.9　1.2　1.3　1.3 |
| | 不用 | 0.9　1.0　1.2　1.2 | 0.7　0.4　0.7　0.5 |
| | | 1.0　1.0　1.0　1.1 | 0.4　0.6　0.6　0.4 |

数据输入：在 SPSS 数据编辑窗口中建立数据库，处理因素有两个，一个为变量“中药”，1 表示使用，0 表示不使用；另一个为变量“西药”，1 表示使用，0 表示不使用。实验效应变量为“增加量”，建立文件并命名为“li7-3.sav”。数据文件“li7-3.sav”如图 7-10 所示。

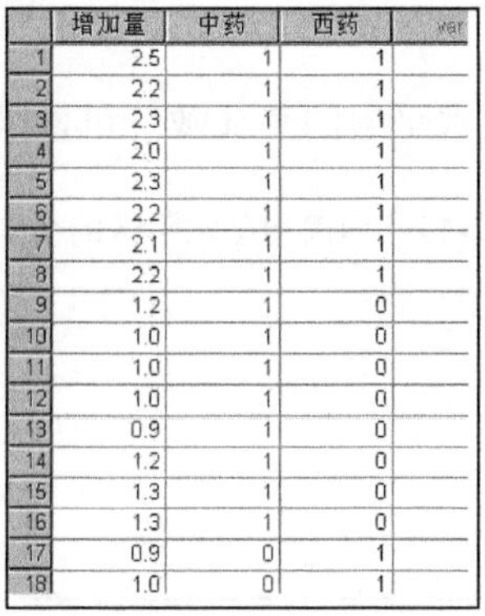

| | 增加量 | 中药 | 西药 | var |
|---|---|---|---|---|
| 1 | 2.5 | 1 | 1 | |
| 2 | 2.2 | 1 | 1 | |
| 3 | 2.3 | 1 | 1 | |
| 4 | 2.0 | 1 | 1 | |
| 5 | 2.3 | 1 | 1 | |
| 6 | 2.2 | 1 | 1 | |
| 7 | 2.1 | 1 | 1 | |
| 8 | 2.2 | 1 | 1 | |
| 9 | 1.2 | 1 | 0 | |
| 10 | 1.0 | 1 | 0 | |
| 11 | 1.0 | 1 | 0 | |
| 12 | 1.0 | 1 | 0 | |
| 13 | 0.9 | 1 | 0 | |
| 14 | 1.2 | 1 | 0 | |
| 15 | 1.3 | 1 | 0 | |
| 16 | 1.3 | 1 | 0 | |
| 17 | 0.9 | 0 | 1 | |
| 18 | 1.0 | 0 | 1 | |

图 7-10　数据文件“li7-3.sav”

2. 利用 SPSS 进行分析

要了解两种药物各自疗效和联合用药效果如何，具体分析步骤如下。

（1）在 SPSS 中调出数据文件“li7-3.sav”。

（2）选择“Analyze”菜单中的“General Linear Model”命令，展开下一级菜单。

（3）选择“Univariate”命令，弹出“Univariate”对话框。选中“增加量”，单击▸按钮，将“增加量”调入“Dependent Variable”列表框；同样，分别选中“中药”和“西药”，单击▸按钮，将其调入“Fixed Factor(s)”列表框，如图 7-11 所示。

（4）单击“OK”按钮，即可输出结果。

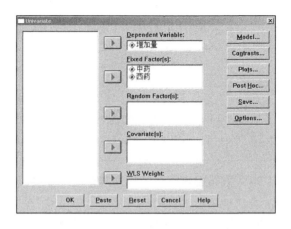

图 7-11　析因设计方差分析的"Univariate"对话框

**3. 结果分析**

表 7-12 所示为两因素各水平组的个体数，可以验证各组数据量是否正确。

表 7-12　两因素各水平组的个体数

|  |  | N |
| --- | --- | --- |
| 中药 | 0 | 16 |
|  | 1 | 16 |
| 西药 | 0 | 16 |
|  | 1 | 16 |

表 7-13 所示为方差分析结果。其中，Type Ⅲ Sum of Squares 表示离均差平方和；df 表示自由度；Mean Square 表示均方；$F$ 表示检验统计量，用 $F$ 值推断 $p$ 值的大小；Sig.表示 $p$ 值。SPSS 中的"General Linear Model :Univariate"是既可以用于回归分析又可以用于多因素方差分析的一种统计方法。在多因素方差分析时，一般不考虑"Intercept"项。因此，此处主要对其他几项进行解释。

表 7-13　受试者间效应测试方差分析结果

Dependent Variable：增加量

| Source | Type III Sum of Squares | df | Mean Square | F | Sig. |
| --- | --- | --- | --- | --- | --- |
| Corrected Model | 12.126[a] | 3 | 4.042 | 216.609 | 0.000 |
| Intercept | 48.511 | 1 | 48.511 | 2 599.646 | 0.000 |
| 中药 | 6.125 | 1 | 6.125 | 328.230 | 0.000 |

续表

| Source | Type III Sum of Squares | df | Mean Square | $F$ | Sig. |
|---|---|---|---|---|---|
| 西药 | 5.281 | 1 | 5.281 | 283.014 | 0.000 |
| 中药 ＊ 西药 | 0.720 | 1 | 0.720 | 38.584 | 0.000 |
| Error | 0.522 | 28 | 0.019 | | |
| Total | 61.160 | 32 | | | |
| Corrected Total | 12.648 | 31 | | | |

a R Squared（$R^2$）=0.959［Adjusted R Squared（调整后的 $R^2$）=0.954］。

Corrected Model：表示修正模型，是对方差分析模型的检验，其原假设为模型中所有的影响因素均无作用。

Corrected Model 的 Type III Sum of Squares 是 12.126，恰是"中药"的 6.125、"西药"的 5.281 和"中药 ＊ 西药"的 0.720 的和。

中药：表示中药使用与不使用之间是否有差异。

西药：表示西药使用与不使用之间是否有差异。

中药*西药：表示"中药"和"西药"的联合用药效果。

Error：表示随机误差。

Total：表示总变异。

Corrected Total：表示"中药"、"西药"、"中药*西药"和"Error"四项之和。

例 7.3 分析两药各自疗效及联合用药效果：从结果列表来看，"中药"组 $F$ 值为 328.230，Sig.值（即 $p$ 值）为 0.000，说明 $p$ 值小于 0.05（或 0.01），有统计学意义，即中药使用与不使用之间有差异；"西药"组 $F$ 值为 283.014，Sig.值（即 $p$ 值）为 0.000，说明 $p$ 值小于 0.05（或 0.01），有统计学意义，即西药使用与不使用之间有差异；"中药*西药"组 $F$ 值为 38.584，Sig.值（即 $p$ 值）为 0.000，说明 $p$ 值小于 0.05（或 0.01），有统计学意义，表示"中药"和"西药"的联合用药效果有统计学意义。

# 第 8 章 计数资料样本间差异的比较

定性资料是观察单位按属性或类别分组所得，也称为分类资料。分类资料通常编制成列联表。列联表是按照分类原则进行无重复、无遗漏的完全分类列成的频数表，分类频数排成 $R$ 行 $C$ 列时称为 $R \times C$ 列联表。

分类资料分为无序分类资料（计数资料）与有序分类资料（等级资料）两种，一般是离散变量总体的样本资料。$\chi^2$ 检验是分析无序分类资料（计数资料）常用的假设检验方法，对有序分类资料（等级资料）不能用 $\chi^2$ 检验，可以采用非参数检验法（详细内容在第 9 章中介绍）。

本章主要介绍四格表资料和 $R \times C$ 列联表资料的 $\chi^2$ 检验方法。

## 8.1 $\chi^2$ 检验概述

$\chi^2$ 检验也称为卡方检验，它的理论基础是 $\chi^2$ 分布和拟合优度检验，常用于计数资料的统计推断。

以 $R \times C$ 表的 $\chi^2$ 检验为例。$R \times C$ 列联表自由度及最小理论频数的计算式分别为

$$df = (R-1)(C-1)$$

最小理论频数=最小行合计频数×最小行列计频数/总频数

在 $df \neq 1$ 时，无序分类 $R \times C$ 列联表使用 Pearson 卡方统计量进行检验。

在理论频数出现<1，或理论频数<5 的格数超过总格数 1/5 时，要增大样本例数使理论频数变大，或把理论频数太小的行、列与性质相近的邻行、列合并使理论频数变大，或删去理论频数太小的行、列，或使用确切概率方法计算。

在 SPSS 中，列联表要建立为二维格式的数据文件。第一个变量 $m$ 表示数据所在的行，第二个变量 $n$ 表示数据所在的列，第三个变量 $x$ 表示频数，并且要对变量 $x$ 加权。为了在列联表显示汉字，可以将变量属性的 Label（变量标签）及 Values（值标签）用汉字设置。

所谓加权，就是指定频数变量。选择"Data"菜单中的"Weight Cases"（加权观测）命令，弹出如图 8-1 所示的对话框，选中"Weight cases by"（以变量加权观测）单选按钮，指定"频数"变量。单击"OK"按钮，完成加权后，状态行出现 Weight On（加权打开）提示。再选择"Weight Cases"命令，在弹出的对话

框中选中 "Do not weight cases"（不加权观测）单选按钮，可以取消加权状态，状态行的 Weight On 提示消失。

选择 "Analyze" 菜单中的 "Descriptive Statistics" 命令，展开下一级菜单，选择 "Crosstabs"（行列表）命令，弹出如图 8-2 所示的对话框，指定行变量及列变量，进行列联表分析。若选中 "Display clustered bar charts" 复选框，则可输出并列的条图。若选中 "Suppress tables" 复选框，则 Cells、Format 按钮不可用，结果中不输出列联表。

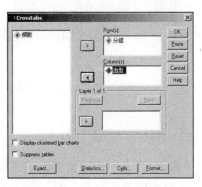

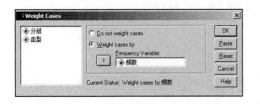

图 8-1　"Weight Cases" 对话框　　　　图 8-2　"Crosstabs" 对话框

在 "Crosstabs" 对话框中，单击 "Statistics" 按钮，弹出如图 8-3 所示的 "Crosstabs: Statistics" 对话框，选中 "Chi-square"（$\chi^2$ 统计量）复选框，可以完成 $R \times C$ 表 $\chi^2$ 检验。结果可输出 Pearson $\chi^2$ 检验和似然比（likelihood ratio，LR）$\chi^2$ 检验的结果。

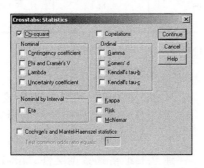

图 8-3　"Crosstabs: Statistics" 对话框

在 "Crosstabs" 对话框中，单击 "Cells" 按钮，弹出如图 8-4 所示的 "Crosstabs: Cell Display" 对话框，在其中可以选择显示的观察频数、期望频数、分比、残差。

在 "Crosstabs" 对话框中，单击 "Format" 按钮，弹出如图 8-5 所示的 "Crosstabs: Table Format" 对话框，选择按行升序或降序显示。

157

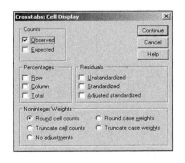

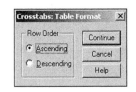

图 8-4 "Crosstabs: Cell Display"对话框　　图 8-5 "Crosstabs: Table Format"对话框

# 8.2　$R \times C$ 表资料 $\chi^2$ 检验

## 1. 例题与数据文件的建立

【例 8.1】某医院研究鼻咽癌患者与健康人的血型构成情况如表 8-1 所示，试分析鼻咽癌患者与健康人的血型总体分布是否有差别。

表 8-1　鼻咽癌患者与健康人的血型构成

| 分组 | 血型 | | | |
|---|---|---|---|---|
| | A | B | O | AB |
| 患者 | 64 | 86 | 130 | 20 |
| 健康人 | 125 | 138 | 210 | 26 |

这是一个 2×4 表，检验变量血型，有四种可能取值：A、B、O、AB，为无序分类变量。可用 $\chi^2$ 检验，检验两总体分布是否不同。

$H_0$：鼻咽癌患者与健康人的血型总体分布相同。

$H_1$：鼻咽癌患者与健康人的血型总体分布不同。

在 SPSS 数据编辑窗口，按列联表的行列位置，建立二维格式数据文件"li8-1.sav"，如图 8-6 所示。其中，行变量为"分组"，Values 为 1=患癌，2=健康；列变量为"血型"，Values 为 1=A 型，2=B 型，3=O 型，4=AB 型；频数变量为"频数"。

图 8-6　数据文件"li8-1.sav"

2. SPSS 操作过程

（1）在 SPSS 中调出数据文件"li8-1.sav"。

（2）频数变量加权。

选择"Data"菜单中的"Weight Cases"命令，弹出"Weight Cases"对话框，选中"Weight cases by"单选按钮指定该变量为"频数"。

（3）$\chi^2$ 检验。

选择"Analyze"菜单中的"Descriptive Statistics"命令，展开下一级菜单，选择"Crosstabs"命令，在弹出的对话框中指定"Row(s)"为"分组"，"Columns (s)"为"血型"，单击"Statistics"按钮，在弹出的对话框中，选中"Chi-square"复选框。

输出结果如表 8-2 所示。

表 8-2　$\chi^2$ 检验结果

| Indicator | Value | df | Asymp. Sig.（2-sided） |
|---|---|---|---|
| Pearson Chi-Square | 1.921 | 3 | 0.589 |
| Likelihood Ratio | 1.924 | 3 | 0.588 |
| Linear-by-Linear Association | 1.452 | 1 | 0.228 |
| N of Valid Cases | 799 | | |

3. 结果分析

表 8-2 中各项说明如下。

Pearson Chi-Square：表示 $\chi^2$ 值。

Likelihood Ratio：表示似然比。

Linear-by-Linear Association：表示线性关联。

N of Valid Cases：表示有效案例数。

Value：表示相应值。

df：表示自由度。

Asymp. Sig.（2-sided）：表示双侧近似 $p$ 值。

由 Pearson $\chi^2$ 统计量=1.921，双侧 $p$=0.589>0.05，以 $\alpha$=0.05 水准不拒绝 $H_0$，两组血型构成比的差异无统计学意义。不能认为鼻咽癌患者与健康人的血型总体分布不同。

# 8.3 一般四格表 $\chi^2$ 检验

2×2 列联表也称为四格表，其自由度 df=1，分为一般与配对两种情形。

一般四格表，在总频数 $N \geqslant 40$ 且所有理论频数>5 时用 Pearson $\chi^2$ 统计量，在出现 1≤理论频数<5 时用校正 $\chi^2$ 统计量，在 $N<40$ 或理论频数<1 时用 Fisher 精确检验。分析时，使用二维格式，加权频数变量，选择“Analyze”菜单中的“Descriptive Statistics”命令，展开下一级菜单，选择“Crosstabs”命令，在弹出的对话框中指定行、列变量，单击“Statistics”按钮，在弹出的对话框中选中“Chi-square”复选框。在输出结果中，根据情况读取 Pearson $\chi^2$、Continuity Correction（校正 $\chi^2$）、Fisher Exact Test（Fisher 精确检验）等不同结论。

## 8.3.1 Pearson $\chi^2$ 检验

1. 例题与数据文件的建立

【例 8.2】某医师研究用蓝芩口服液与银黄口服液治疗慢性咽炎疗效有无差别，将病情相同的 80 名患者随机分成两组，分别用两种药物治疗，结果如表 8-3 所示。两种药物疗效是否不同？

**表 8-3 慢性咽炎两种药物疗效比较**

| 药物 | 疗效 | |
|---|---|---|
| | 有效 | 无效 |
| 蓝芩口服液 | 26 | 29 |
| 银黄口服液 | 40 | 15 |

这是一般四格表，$H_0$ 表示两种药的有效概率相同；$H_1$ 表示两种药的有效概率不同。

在 SPSS 数据编辑窗口，按列联表的行列位置，建立二维格式数据文件“li8-2.sav”，如图 8-7 所示。其中，行变量为“药物”，Values 为 1=“蓝芩口服液”，2=“银黄口服液”；列变量为“疗效”，Values 为 1=“有效”，2=“无效”；频数变量为“频数”。

| | 药物 | 疗效 | 频数 |
|---|---|---|---|
| 1 | 1 | 1 | 41 |
| 2 | 1 | 2 | 4 |
| 3 | 2 | 1 | 24 |
| 4 | 2 | 2 | 11 |

图 8-7 数据文件“li8-2.sav”

2. SPSS 操作过程

（1）在 SPSS 中调出数据文件"li8-2.sav"。

（2）频数变量加权。

选择"Data"菜单中的"Weight Cases"命令，弹出"Weight Cases"对话框，将"频数"调入"Weight cases by"列表框，即指定该变量为频数变量。

（3）$\chi^2$ 检验。

选择"Analyze"菜单中的"Descriptive Statistics"命令，展开下一级菜单，选择"Crosstabs"命令，在弹出的对话框中，指定"Row(s)"为"药物"，"Columns(s)"为"疗效"，单击"Statistics"按钮，在弹出的对话框中选中"Chi-square"复选框。

其结果如表 8-4 所示，由于总频数 $N$=80>40，最小理论频数 22>5，故使用 Pearson $\chi^2$ 检验。

表 8-4　Pearson $\chi^2$ 检验结果

| Indicator | Value | df | Asymp. Sig. (2-sided) | Exact Sig. (2-sided) | Exact Sig. (1-sided) |
|---|---|---|---|---|---|
| Pearson Chi-Square | 6.565 | 1 | 0.010 | | |
| Continuity Correction | 5.169 | 1 | 0.023 | | |
| Likelihood Ratio | 6.642 | 1 | 0.010 | | |
| Fisher's Exact Test | | | | 0.019 | 0.011 |
| Linear-by-Linear Association | 6.483 | 1 | 0.011 | | |
| $N$ of Valid Cases | 80 | | | | |

3. 结果分析

表 8-4 中的主要参数说明如下。

Continuity Correction：表示连续性校正。

Fisher's Exact Test：表示 Fisher 精确检验。

Exact Sig.（2-sided）：表示双侧精确 $p$ 值。

Exact Sig.（1-sided）：表示单侧精确 $p$ 值。

其余的参数说明同表 8-2。

由表 8-4 可知，$\chi^2$ 统计量=6.565，双侧 $p$=0.010<0.05，以 $\alpha$=0.05 水准拒绝 $H_0$，差异有统计学意义，可认为蓝芩口服液与银黄口服液治疗慢性咽炎的疗效不同。

## 8.3.2 校正 $\chi^2$ 检验

### 1. 例题与数据文件的建立

【例 8.3】将病情相似的淋巴系肿瘤患者随机分成两组，分别做单纯化疗与复合化疗，两组的缓解率如表 8-5 所示。问：两种疗法的总体缓解率是否不同？

表 8-5  两种疗法的缓解率

| 组别 | 属性 | |
|---|---|---|
| | 缓解 | 未缓解 |
| 单纯化疗 | 2 | 10 |
| 复合化疗 | 14 | 14 |

这是一般四格表，$H_0$ 表示两种疗法的总体缓解概率相同；$H_1$ 表示两种疗法的总体缓解概率不同。

| | 分组 | 属性 | 频数 |
|---|---|---|---|
| 1 | 1 | 1 | 2 |
| 2 | 1 | 2 | 10 |
| 3 | 2 | 1 | 14 |
| 4 | 2 | 2 | 14 |

图 8-8  数据文件 "li8-3.sav"

在 SPSS 数据编辑窗口，按列联表的行列位置，建立二维格式数据文件 "li8-3.sav"，如图 8-8 所示。其中，行变量为 "分组"，Values 为 1= "单纯化疗"，2= "复合化疗"；列变量为 "属性"，Values 为 1= "缓解"，2= "未缓解"；频数变量为 "频数"。

### 2. SPSS 操作过程

（1）在 SPSS 中调出数据文件 "li8-3.sav"。

（2）频数变量加权。

选择 "Data" 菜单中的 "Weight Cases" 命令弹出 "Weight Cases" 对话框，将 "频数" 调入 "Weight cases by" 列表框，即指定该变量为频数变量。

（3）$\chi^2$ 检验。

选择 "Analyze" 菜单中的 "Descriptive Statistics" 命令，展开下一级菜单，选择 "Crosstabs" 命令，在弹出的对话框中指定 "Row(s)" 为 "分组"，"Columns(s)" 为 "属性"。单击 "Statistics" 按钮，在弹出的对话框中选中 "Chi-square" 复选框。

其结果如表 8-6 所示，由于总频数 $N=40$，最小理论频数 4.80<5，故使用 Continuity Correction（校正 $\chi^2$）检验。

表 8-6　校正 $\chi^2$ 检验结果

| Indicator | Value | df | Asymp. Sig.（2-sided） | Exact Sig.（2-sided） | Exact Sig.（1-sided） |
|---|---|---|---|---|---|
| Pearson Chi-Square | 3.889 | 1 | 0.049 | | |
| Continuity Correction | 2.624 | 1 | 0.105 | | |
| Likelihood Ratio | 4.211 | 1 | 0.040 | | |
| Fisher's Exact Test | | | | 0.079 | 0.050 |
| Linear-by-Linear Association | 3.792 | 1 | 0.052 | | |
| *N* of Valid Cases | 40 | | | | |

3. 结果分析

由表 8-6 可知，校正 $\chi^2$ 统计量=2.624，双侧 $P$=0.105>0.05，以 $\alpha$=0.05 水准不拒绝 $H_0$，疗法与疗效不独立。即可认为两种方法的总体缓解率相同。

## 8.3.3 Fisher 精确检验

1. 例题与数据文件的建立

【例 8.4】将 23 名精神抑郁症患者随机分到两组，分别用两种药物治疗，两种药物的治疗效果如表 8-7 所示。问：两种药物的治疗效果是否不同？

表 8-7　两种药物治疗精神抑郁症的效果

| 分组 | 治疗效果 | |
|---|---|---|
| | 有效 | 无效 |
| 甲药 | 7 | 5 |
| 乙药 | 3 | 8 |

这是一般四格表，总例数 $n$=23<40，可使用 Fisher 精确检验。

$H_0$ 表示两种药物治疗效果相同；$H_1$ 表示两种药物治疗效果不同。

在 SPSS 数据编辑窗口，按列联表的行列位置，建立二维格式数据文件“li8-4.sav”，如图 8-9 所示。其中，行变量为“分组”，Values 为 1=“甲药”，2=“乙药”；列变量为“疗效”，Values 为 1=“有效”，2=“无效”；频数变量为“频数”。

| | 分组 | 疗效 | 频数 |
|---|---|---|---|
| 1 | 1 | 1 | 7 |
| 2 | 1 | 2 | 5 |
| 3 | 2 | 1 | 3 |
| 4 | 2 | 2 | 8 |

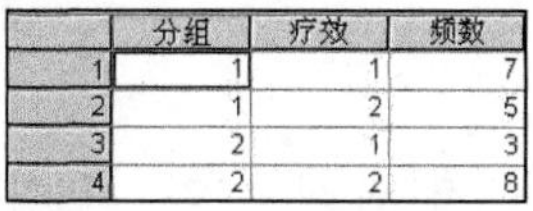

图 8-9　数据文件“li8-4.sav”

2. SPSS 操作过程

（1）在 SPSS 中调出数据文件"li8-4.sav"。

（2）频数变量加权。

选择"Data"菜单中的"Weight Cases"命令，弹出"Weight Cases"对话框，将"频数"调入"Weight cases by"列表框，即指定该变量为频数变量。

（3）$\chi^2$ 检验。

选择"Analyze"菜单中的"Descriptive Statistics"命令，展开下一级菜单，选择"Crosstabs"命令，在弹出的对话框中，指定"Row(s)"为"分组"，"Columns(s)"为"疗效"，单击"Statistics"按钮，在弹出的对话框中选中"Chi-square"复选框。

其结果如表 8-8 所示，由于总频数 $N=23<40$，故使用 Fisher Exact Test（Fisher 精确检验）。

3. 结果分析

由表 8-8 所知，Fisher 精确检验双侧 $p=0.214>0.05$，以 $\alpha=0.05$ 水准不拒绝 $H_0$，差异没有统计学意义，不能认为两种药物治疗精神抑郁症的疗效不同。

表 8-8  Fisher 精确检验结果

| Indicator | Value | df | Asymp. Sig.（2-sided） | Exact Sig.（2-sided） | Exact Sig.（1-sided） |
|---|---|---|---|---|---|
| Pearson Chi-Square | 2.253 | 1 | 0.133 | | |
| Continuity Correction | 1.166 | 1 | 0.280 | | |
| Likelihood Ratio | 2.301 | 1 | 0.129 | | |
| Fisher's Exact Test | | | | 0.214 | 0.140 |
| Linear-by-Linear Association | 2.155 | 1 | 0.142 | | |
| N of Valid Cases | 23 | | | | |

# 8.4  配对四格表 $\chi^2$ 检验

配对四格表，使用二维格式，加权频数变量，选择"Analyze"菜单中的"Descriptive Statistics"命令，展开下一级菜单，选择"Crosstabs"命令，在弹出的对话框中指定行、列变量，单击"Statistics"按钮，在弹出的对话框中选中

"McNemar"（配对 $\chi^2$ 检验）复选框。在结果输出时，McNemar Test 应用二项分布原理，计算出双侧精确概率。

1. 例题与数据文件的建立

【例 8.5】用甲、乙两种方法检查鼻咽癌患者 93 例，其中，两种检查方法都是阳性的 45 例，都是阴性的 20 例，甲法阳性但乙法阴性的 22 例，甲法阴性但乙法阳性的 6 例，如表 8-9 所示。判断两种方法的阳性检出率是否不同。

**表 8-9 两种方法检查相同患者的结果**

| 甲法 | 乙法 | |
|---|---|---|
| | + | - |
| + | 45 | 22 |
| - | 6 | 20 |

这是配对四格表，$H_0$ 表示两法的阳性检出率相同；$H_1$ 表示两法的阳性检出率不同。

在 SPSS 数据编辑窗口，按列联表的行列位置，建立二维格式数据文件"li8-5.sav"，如图 8-10 所示。其中，行变量为"甲法"，Values 为 1="+"，2="-"；列变量为"乙法"，Values 为 1="+"，2="-"；频数变量为"频数"。

| | 甲法 | 乙法 | 频数 |
|---|---|---|---|
| 1 | 1 | 1 | 45 |
| 2 | 1 | 2 | 22 |
| 3 | 2 | 1 | 6 |
| 4 | 2 | 2 | 20 |

图 8-10 数据文件"li8-5.sav"

2. SPSS 操作过程

（1）在 SPSS 中调出数据文件"li8-5.sav"。

（2）频数变量加权。

选择"Data"菜单中的"Weight Cases"命令，弹出"Weight Cases"对话框，将"频数"调入"Weight cases by"列表框，即指定该变量为频数变量。

（3）配对计数资料的 $\chi^2$ 检验。

选择"Analyze"菜单中的"Descriptive Statistics"命令，展开下一级菜单，选择"Crosstabs"命令，在弹出的对话框中，指定"Row(s)"为"甲法"，"Columns(s)"为"乙法"，单击"Statistics"按钮，在弹出的对话框中选中"McNemar"复选框。

其结果如表 8-10 所示。

表 8-10　McNemar 检验结果

| | Value | Exact Sig.（2-sided） |
|---|---|---|
| McNemar Test | | 0.004 |
| N of Valid Cases | 93 | |

### 3. 结果分析

表 8-10 中的主要参数说明如下。

McNemar Test：表示 McNemar 检验。

N of Valid Cases：表示有效案例数。

Value：表示相应的值。

Exact Sig.（2-sided）：表示双侧精确 $p$ 值。

应用二项分布原理，计算双侧精确概率 $P=0.004<0.05$，以 $\alpha=0.05$ 水准拒绝 $H_0$。两法阳性检出率的差异有统计学意义，由于甲法的检出数为 45+22=67，乙法检出数为 45+6=51，故可以认为甲法的阳性检出率高于乙法。

## 8.5　配对 $R \times R$ 表一致性检验

配对 $R \times R$ 表，使用二维格式，加权频数变量，选择"Analyze"菜单中的"Descriptive Statistics"命令，展开下一级菜单，选择"Crosstabs"命令，在弹出的对话框中指定行、列变量，单击"Statistics"按钮，在弹出的对话框中选中"Kappa"复选框。结果中输出 Kappa 值及 Kappa 值检验结果。Kappa 值的取值范围是 $|K| \leqslant 1$。一般来说，$|K| \leqslant 0.4$ 时，表明一致性较差；$0.4<|K|<0.75$ 时，表示一致性一般；$|K| \geqslant 0.75$ 时，表示一致性较好。

### 1. 例题与数据文件的建立

【例 8.6】对 150 名冠心病患者使用两种方法检查室壁收缩运动的情况，检测结果如表 8-11 所示。试分析两种方法测定结果的一致性。

表 8-11　冠心病患者室壁收缩运动情况的检查结果

| 甲法测定结果 | 乙法测定结果 | | |
|---|---|---|---|
| | 正常 | 减弱 | 异常 |
| 正常 | 60 | 3 | 2 |
| 减弱 | 0 | 42 | 9 |
| 异常 | 8 | 9 | 17 |

这是配对设计的 3×3 表，$H_0$ 表示两种方法测定结果不一致；$H_1$ 表示两种方法测定结果一致。

在 SPSS 数据编辑窗口，按列联表的行列位置，建立二维格式数据文件"li8-6.sav"，如图 8-11 所示。其中，行变量为"甲法结果"，Values 为 1="正常"，2="减弱"，3="异常"；列变量为"乙法结果"，Values 为 1="正常"，2="减弱"，3="异常"；频数变量为"频数"。

| | 甲法结果 | 乙法结果 | 频数 |
|---|---|---|---|
| 1 | 1 | 1 | 60 |
| 2 | 1 | 2 | 3 |
| 3 | 1 | 3 | 2 |
| 4 | 2 | 1 | 0 |
| 5 | 2 | 2 | 42 |
| 6 | 2 | 3 | 9 |
| 7 | 3 | 1 | 8 |
| 8 | 3 | 2 | 9 |
| 9 | 3 | 3 | 17 |

图 8-11 数据文件"li8-6.sav"

2. SPSS 操作过程

（1）在 SPSS 中调出数据文件"li8-6.sav"。

（2）频数变量加权。

选择"Data"菜单中的"Weight Cases"命令，弹出"Weight Cases"对话框，将"频数"调入"Weight cases by"列表框，即指定该变量为频数变量。

（3）一致性检验。

选择"Analyze"菜单中的"Descriptive Statistics"命令，展开下一级菜单，选择"Crosstabs"命令，在弹出的对话框中，指定"Row(s)"为"甲法结果"，"Columns(s)"为"乙法结果"，单击"Statistics"按钮，在弹出的对话框中选中"Kappa"复选框。

其结果如表 8-12 所示。

表 8-12 一致性检验结果

| Indicator | Value | Asymp. Std. Error | Approx. $T$ | Approx. Sig. |
|---|---|---|---|---|
| Measure of Agreement Kappa | 0.676 | 0.050 | 11.436 | 0.000 |
| $N$ of Valid Cases | 150 | | | |

3. 结果分析

表 8-12 中的主要参数说明如下。

Measure of Agreement Kappa：表示一致性度量 Kappa。

Asymp. Std. Error：表示渐进性标准误差。

Approx. $T$：表示近似 $T$ 值。

Approx. Sig.：表示近似 $p$ 值。

对 Kappa 值检验，单侧 $p=0.000<0.05$，以 $\alpha=0.05$ 水准拒绝 $H_0$，可以认为两种方法的测定结果一致。Kappa 统计量=0.676，说明两种测定方法的一致性一般（一般认为 Kappa 值大于 0.70 表示一致性较好）。

# 第9章 偏态分布计量资料或等级资料样本间差异的比较

前面介绍的 $t$ 检验和方差分析讨论的方法，都是基于总体分布为正态分布的前提下对参数进行的检验，即参数检验方法（parametric test）。但是实际上，有些资料并不符合上述条件，分布常常是未知的。本章所讨论的是非参数检验方法（non-parametric test），可不考虑总体的参数，不考虑总体的分布，而对总体的分布或分布位置进行检验。这种统计方法，有时也称为任意分布检验（distribution test），本章主要介绍秩和检验。

## 9.1 秩和检验概述

1. 秩和检验的基本知识

（1）秩次：将一组资料由小到大或由大到小排列所得的顺序号。

（2）秩和：将资料中的秩次按要求计算求和所得的结果。

（3）秩和检验：检验资料的秩和情况，为非参数检验。

2. 秩和检验的资料特点

（1）总体分布为偏态或分布形式未知的计量资料。

（2）等级资料。

（3）个别数据偏大或数据的某一端无确定的数值，如<0.01mg、>150mg 等，只有一个下限或上限，而没有具体数值。

（4）各组离散程度相差悬殊，即各总体方差不齐。

3. 秩和检验的优点

（1）不受总体分布的限制，适用范围广。

（2）适合定量模糊的变量和等级变量。

（3）方法简便易学。

4. 秩和检验的缺点

对于适合用参数检验的资料，如使用秩和检验会造成信息的丢失，容易使获得结果无统计学意义，造成检验功效下降。

非参数检验方法虽然适应性强，但由于损失了部分信息，故检验效率降低。即当资料服从正态分布的前提下，非参数检验方法不如参数检验方法灵敏。因此，对于适合参数检验的资料，最好还是用参数检验。

# 9.2　配对设计资料的秩和检验

配对设计的计量资料进行分析时，可以采用配对设计的 $t$ 检验来完成，但要求资料的差值满足正态分布。当资料差值不能满足正态分布或分布不明时，需要借助配对资料的符号秩和检验来完成。

1. 例题与数据文件的建立

【例 9.1】某医院测定的 10 名受试者针刺膻中穴前后痛阈值如表 9-1 所示，试分析针刺膻中穴前后痛阈值的差异有无统计学意义。

表 9-1　针刺膻中穴前后痛阈值

| 编号 | 针刺前 | 针刺后 |
|------|--------|--------|
| 1 | 600 | 610 |
| 2 | 600 | 700 |
| 3 | 685 | 575 |
| 4 | 1 350 | 600 |
| 5 | 900 | 600 |
| 6 | 1 125 | 1 225 |
| 7 | 1 400 | 1 350 |
| 8 | 750 | 825 |
| 9 | 1 000 | 800 |
| 10 | 1 500 | 1 400 |

数据输入：在 SPSS 数据编辑窗口中建立数据库，变量分别为"针刺前"和"针刺后"，建立文件并命名为"li9-1.sav"，如图 9-1 所示。

| | 针刺前 | 针刺后 | var |
|---|---|---|---|
| 1 | 600.00 | 610.00 | |
| 2 | 600.00 | 700.00 | |
| 3 | 685.00 | 575.00 | |
| 4 | 1350.00 | 600.00 | |
| 5 | 900.00 | 600.00 | |
| 6 | 1125.00 | 1225.00 | |
| 7 | 1400.00 | 1350.00 | |
| 8 | 750.00 | 825.00 | |
| 9 | 1000.00 | 800.00 | |
| 10 | 1500.00 | 1400.00 | |

图 9-1 数据文件"li9-1.sav"

### 2. 利用 SPSS 进行分析

要比较针刺膻中穴前后痛阈值的差异有无统计学意义,具体分析步骤如下。

(1)在 SPSS 中调出数据文件"li9-1.sav"。

(2)选择"Analyze"菜单中的"Nonparametric Tests"命令,展开下一级菜单,如图 9-2 所示。

(3)选择"2 Related Samples"命令,弹出"Two-Related-Samples Tests"对话框。选中"针刺前"和"针刺后",将其调入"Test Pair(s) List:"列表框,如图 9-3 所示。

(4)单击"OK"按钮,即可输出结果。

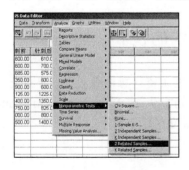

图 9-2 "Nonparametric Tests"菜单

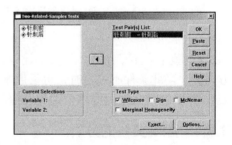

图 9-3 "Two-Related-Samples Tests"对话框

### 3. 结果分析

表 9-2 是配对资料秩和检验统计描述结果:Negative Ranks 表示负秩情况;Positive Ranks 表示正秩情况;Ties 表示相等秩情况;Total 表示总秩情况;$N$ 表示例数;Mean Rank 表示平均秩;Sum of Ranks 表示秩和。一般情况下要观察秩和,

即负秩和为 41.00，正秩和为 14.00。

表 9-2　配对资料秩和检验统计描述结果

| | | $N$ | Mean Rank | Sum of Ranks |
|---|---|---|---|---|
| 针刺后-针刺前 | Negative Ranks | 6[a] | 6.83 | 41.00 |
| | Positive Ranks | 4[b] | 3.50 | 14.00 |
| | Ties | 0[c] | | |
| | Total | 10 | | |

a 针刺后<针刺前。

b 针刺后>针刺前。

c 针刺后=针刺前。

表 9-3 是配对资料秩和检验统计分析结果，$Z$ 为检验统计量；Asymp. Sig.（2-tailed）为双侧概率值，即 $Z=-1.380$，$p=0.168$，$p>0.05$，差异无统计学意义。

表 9-3　配对资料秩和检验统计分析结果 [b]

| Indicator | 针刺后-针刺前 |
|---|---|
| $Z$ | $-1.380$[a] |
| Asymp. Sig.（2-tailed） | 0.168 |

a Based on positive ranks.（基于正秩）。

b Wilcoxon Signed Ranks Test（Wilcoxon 符号秩检验）。

# 9.3　随机设计两个样本的秩和检验

$t$ 检验中介绍了两样本均数的比较，但是，要求资料总体服从正态分布及总体方差齐。当此条件不满足时，可采用本节介绍的方法——Wilcoxon Mann-Whitney test。其目的是比较两样本分别代表的总体分布位置有无差异。

## 9.3.1　原始资料的分析

1. 例题与数据文件的建立

【例 9.2】测得铅作业与非铅作业工人的血铅值（μg/100g），问：铅作业工人的血铅值是否高于非铅作业工人？

非铅作业组：1、5、6、7、9、12、13、15、38。

铅作业组：17、18、20、25、34、43、44。

数据输入：在 SPSS 数据编辑窗口中建立数据库，研究因素为变量"组别"，即非铅作业组为 1，铅作业组为 2；实验效应指标为"血铅值"。建立文件并命名为"li9-2.sav"，如图 9-4 所示。

2．利用 SPSS 进行分析

（1）在 SPSS 中调出数据文件"li9-2.sav"。

（2）选择"Analyze"菜单中的"Nonparametric Tests"命令，展开下一级菜单。

（3）选择"2 Independent Samples"命令，弹出"Two-Independent-Samples Tests"对话框。选中"血铅值"，将其调入"Test Variable List:"列表框；选中"组别"，将其调入"Grouping Variable:"列表框；单击"Define Groups"按钮，弹出"Two Independent Samples:Define Groups"对话框，设置"Group 1:"为"1"，"Group 2:"为"2"，如图 9-5 所示。

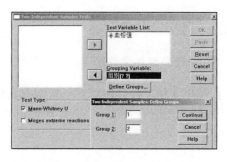

|  | 血铅值 | 组别 | var |
|---|---|---|---|
| 1 | 1.00 | 1 | |
| 2 | 5.00 | 1 | |
| 3 | 6.00 | 1 | |
| 4 | 7.00 | 1 | |
| 5 | 9.00 | 1 | |
| 6 | 12.00 | 1 | |
| 7 | 13.00 | 1 | |
| 8 | 15.00 | 1 | |
| 9 | 38.00 | 1 | |
| 10 | 17.00 | 2 | |

图 9-4　数据文件"li9-2.sav"　　　图 9-5　"Two Independent Samples Tests"对话框

（4）单击"Continue"按钮，关闭"Two Independent Samples:Define Groups"对话框。

（5）单击"OK"按钮，即可输出两个样本的秩和检验结果。

3．结果分析

表 9-4 所示是两个样本的秩和检验统计描述结果：$N$ 表示例数；Mean Rank 表示平均秩；Sum of Ranks 表示秩和。一般情况下要观察秩和，即"1 组"秩和为 50.00，"2 组"秩和为 86.00。

表9-4　两个样本的秩和检验统计描述结果

| 指标 | 组别 | $N$ | Mean Rank | Sum of Ranks |
|---|---|---|---|---|
| | 1 | 9 | 5.56 | 50.00 |
| 血铅值 | 2 | 7 | 12.29 | 86.00 |
| | Total | 16 | | |

表 9-5 所示是两个样本的秩和检验统计分析结果：Mann-Whitney U、Wilcoxon W、$Z$ 均为检验统计量；Asymp. Sig.（2-tailed）为双侧概率值，Exact Sig.[2*（1-tailed Sig.）]为精确概率，即 $Z=-2.805$，$p=0.005$，精确 $p=0.003$，差异有统计学意义。

**表 9-5　两个样本的秩和检验统计分析结果**

| Indicator | 血铅值 |
|---|---|
| Mann-Whitney U | 5.000 |
| Wilcoxon W | 50.000 |
| $Z$ | −2.805 |
| Asymp. Sig.（2-tailed） | 0.005 |
| Exact Sig.[2*（1-tailed Sig.）] | 0.003 |

## 9.3.2　等级资料的分析

### 1. 例题与数据文件的建立

【例 9.3】用 $V_{K3}$ 眼药水对近视眼患者进行治疗，同时用生理盐水拟作安慰剂，对两组的疗效进行观察，结果如表 9-6 所示。试分析 $V_{K3}$ 眼药水对近视眼患者的治疗是否有疗效。

**表 9-6　$V_{K3}$ 眼药水对近视眼患者的治疗效果**

| 疗效 | $V_{K3}$ 眼药水组 | 生理盐水组 |
|---|---|---|
| 视力退步 | 8 | 20 |
| 视力不变 | 93 | 60 |
| 视力进步 | 11 | 10 |
| 视力恢复 | 4 | 1 |

数据输入：在 SPSS 数据编辑窗口建立数据库，研究因素为变量“组别”，即眼药水组为 1，生理盐水组为 2；实验效应指标为“疗效”，视力退步为 1，视力不变为 2，视力进步为 3，视力恢复为 4；“weight”变量为权重，表示每组各疗效的例数。建立文件并命名为“li9-3.sav”，如图 9-6 所示。

|  | weight | 疗效 | 组别 |
|---|---|---|---|
| 1 | 8.00 | 1 | 1 |
| 2 | 93.00 | 2 | 1 |
| 3 | 11.00 | 3 | 1 |
| 4 | 4.00 | 4 | 1 |
| 5 | 20.00 | 1 | 2 |
| 6 | 60.00 | 2 | 2 |
| 7 | 10.00 | 3 | 2 |
| 8 | 1.00 | 4 | 2 |
| 9 |  |  |  |

图 9-6　数据文件“li9-3.sav”

### 2. 利用 SPSS 进行分析

（1）在 SPSS 中调出数据文件“li9-3.sav”。

（2）选择“Data”菜单中的“Weight Cases”命

令，弹出"Weight Cases"对话框。选中"Weight cases by"单选按钮激活权重定义功能，选中"Weight"，将其调入"Frequency Variable:"列表框，如图9-7所示。单击"OK"按钮，完成权重定义。

（3）选择"Analyze"菜单中的"Nonparametric Tests"命令，展开下一级菜单。

（4）选择"2 Independent Samples"命令，弹出"Two-Independent-Samples Tests"对话框。选中"疗效"，将其调入"Test Variable List:"列表框，选中"组别"，将其调入"Grouping Variable:"列表框；单击"Define Groups"按钮，弹出"Two Independent Samples:Define Groups"对话框，设置"Group 1:"为"1"，"Group 2:"为"2"，如图9-8所示。

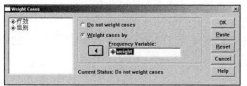

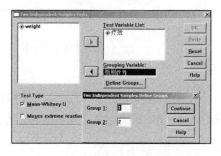

图9-7　"Weight Cases"对话框　　　图9-8　"Two-Independent-Samples Tests"
对话框

（5）单击"Continue"按钮，关闭"Two Independent Samples: Define Groups"对话框。

（6）单击"OK"按钮，即可输出两个样本的秩和检验结果。

**3. 结果分析**

表 9-7 所示是两个样本的秩和检验统计描述结果：$N$ 表示例数；Mean Rank 表示平均秩；Sum of Ranks 表示秩和。一般情况人们观察秩和，即"1组"秩和为 12 813.00，"2组"秩和为 8 715.00。

表9-7　两个样本的秩和检验统计描述结果

|  | 组别 | $N$ | Mean Rank | Sum of Ranks |
|---|---|---|---|---|
| 疗效 | 1 | 116 | 110.46 | 12 813.00 |
|  | 2 | 91 | 95.77 | 8 715.00 |
|  | Total | 207 |  |  |

表 9-8 所示是两个样本的秩和检验统计分析结果：Mann-Whitney U、Wilcoxon W、Z 均为检验统计量；Asymp.Sig.（2-tailed）为双侧概率值，即 $Z=-2.274$，$p=0.023$，差异有统计学意义。

表 9-8　两个样本的秩和检验统计分析结果

| Indicator | 疗效 |
| --- | --- |
| Mann-Whitney U | 4 529.000 |
| Wilcoxon W | 8 715.000 |
| Z | −2.274 |
| Asymp. Sig.（2-tailed） | 0.023 |

# 9.4　随机设计多个样本的秩和检验

上节讨论了两个样本比较的秩和检验，如果进行比较的样本多于两个，则可使用本节介绍的 Kruskal-Wallis test 方法。

## 9.4.1　原始资料的分析

1. 例题与数据文件的建立

【例 9.4】对正常人、单纯性肥胖人及皮质醇增多症三组人的血浆皮质醇含量进行测定，其结果如表 9-9 所示。问：三组人的血浆皮质醇含量的差异有无统计学意义？

表 9-9　三组人的血浆皮质醇测定结果　　　（单位：mol/L）

| 正常人 | 单纯性肥胖人 | 皮质醇增多症 |
| --- | --- | --- |
| 0.4 | 0.6 | 9.8 |
| 1.9 | 1.2 | 10.2 |
| 2.2 | 2.0 | 10.6 |
| 2.5 | 2.4 | 13.0 |
| 2.8 | 3.1 | 14.0 |
| 3.1 | 4.1 | 14.8 |
| 3.7 | 5.0 | 15.6 |
| 3.9 | 5.9 | 15.6 |

数据输入：在 SPSS 数据编辑窗口建立数据库，研究因素为变量"组别"，即正常人组为 1，单纯性肥胖人组为 2，皮质醇增多症组为 3，实验效应指标为"皮质醇"，建立文件并命名为"li9-4.sav"。数据文件如图 9-9 所示。

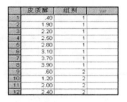

图 9-9　数据文件"li9-4.sav"

2. 利用 SPSS 进行分析

（1）在 SPSS 中调出数据文件"li9-4.sav"。

（2）选择"Analyze"菜单中的"Nonparametric Tests"命令，展开下一级菜单。

（3）选择"K Independent Samples"命令，弹出"Tests for Several Independent Samples"对话框。选中"皮质醇"，将其调入"Test Variable List:"列表框，选中"组别"，将其调入"Grouping Variable:"列表框；单击"Define Range"按钮，弹出"Several Independent Samples:Define Range"对话框，设置"Minimum:"为"1"，"Maximum:"为"3"，如图 9-10 所示。

（4）单击"Continue"按钮，关闭"Several Independent Samples:Define Range"对话框。

（5）单击"OK"按钮，即可输出多个样本的秩和检验结果。

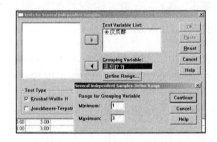

图 9-10　"Tests for Several Independent Samples"对话框

3. 结果分析

表 9-10 所示是多个样本的秩和检验统计描述结果：$N$ 表示例数；Mean Rank 表示平均秩。一般情况人们观察平均秩，即"1 组"为 7.94，"2 组"为 9.06，"3 组"为 20.50。

表 9-10　多个样本的秩和检验统计描述结果 1

|  | 组别 | $N$ | Mean Rank |
|---|---|---|---|
| 皮质醇 | 1 | 8 | 7.94 |
|  | 2 | 8 | 9.06 |

续表

| | 组别 | *N* | Mean Rank |
|---|---|---|---|
| 皮质醇 | 3 | 8 | 20.50 |
| | Total | 24 | |

表 9-11 所示是多个样本的秩和检验统计分析结果：Chi-Square 为检验统计量；df 为自由度；Asymp.Sig.为概率值，即 Chi-Square=15.475，$p$=0.000，差异有统计学意义。

**表 9-11　多个样本的秩和检验统计分析结果 1**

| Indicator | 皮质醇 |
|---|---|
| Chi-Square | 15.475 |
| df | 2 |
| Asymp. Sig. | 0.000 |

## 9.4.2　等级资料的分析

1. 例题与数据文件的建立

【例 9.5】在针刺麻醉下，对三组患者进行肺部手术，效果分四级，如表 9-12 所示。试比较针刺对三组病人的效果有无差异。

**表 9-12　三组患者肺部手术的针麻效果**

| 针麻效果 | 例数 | | |
|---|---|---|---|
| | 肺癌 | 肺化脓症 | 肺结核 |
| Ⅰ | 10 | 24 | 48 |
| Ⅱ | 17 | 41 | 65 |
| Ⅲ | 19 | 33 | 36 |
| Ⅳ | 4 | 7 | 8 |

数据输入：在 SPSS 数据编辑窗口建立数据库，研究因素为变量“组别”，即肺癌组为 1，肺化脓症组为 2，肺结核组为 3；实验效应指标为“针麻效果”，即Ⅰ为 1，Ⅱ为 2，Ⅲ为 3，Ⅳ为 4；“weight”变量为权重，表示每组各疗效的例数。建立文件并命名为“li9-5.sav”，如图 9-11 所示。

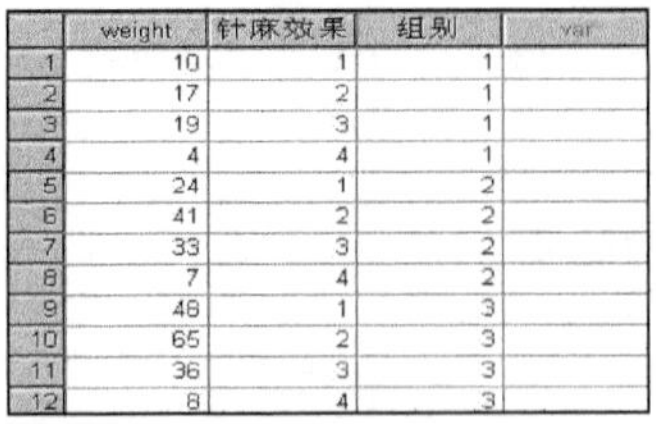

| | weight | 针麻效果 | 组别 | var |
|---|---|---|---|---|
| 1 | 10 | 1 | 1 | |
| 2 | 17 | 2 | 1 | |
| 3 | 19 | 3 | 1 | |
| 4 | 4 | 4 | 1 | |
| 5 | 24 | 1 | 2 | |
| 6 | 41 | 2 | 2 | |
| 7 | 33 | 3 | 2 | |
| 8 | 7 | 4 | 2 | |
| 9 | 48 | 1 | 3 | |
| 10 | 65 | 2 | 3 | |
| 11 | 36 | 3 | 3 | |
| 12 | 8 | 4 | 3 | |

图 9-11　数据文件“li9-5.sav”

2. 利用 SPSS 进行分析

（1）在 SPSS 中调出数据文件“li9-5.sav”。

（2）选择"Data"菜单中的"Weight Cases"命令，弹出"Weight Cases"对话框。选中"Weight cases by"单选按钮激活权重定义功能，选中"Weight"将其调入"Frequency Variable:"列表框。单击"OK"按钮，完成权重定义。

（3）单击"K Independent Samples"按钮，弹出"Tests for Several Independent Samples"对话框。选中"针麻效果"，将其调入"Test Variable List:"列表框；选中"组别"，将其调入"Grouping Variable:"列表框；单击"Define Range"按钮，弹出"Several Independent Samples:Define Range"对话框，设置"Minimum:"为"1"，"Maximum:"为"3"，如图9-12所示。

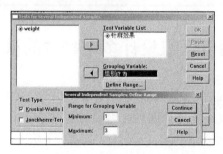

图9-12　"Tests for Several Independent Samples"对话框

（4）单击"Continue"按钮，关闭"Several Independent Samples:Define Range"对话框。

（5）单击"OK"按钮，即可输出多个样本的秩和检验结果。

3. 结果分析

表9-13所示是多个样本的秩和检验统计描述结果：$N$表示例数；Mean Rank表示平均秩。一般情况人们观察平均秩，即"1组"为176.31，"2组"为164.33，"3组"为144.96。

表9-13　多个样本的秩和检验统计描述结果2

|  | 组别 | $N$ | Mean Rank |
|---|---|---|---|
| 针麻效果 | 1 | 50 | 176.31 |
|  | 2 | 105 | 164.33 |
|  | 3 | 157 | 144.96 |
|  | Total | 312 |  |

表 9-14 所示是多个样本的秩和检验统计分析结果：Chi-Square 为检验统计量；df 为自由度；Asymp. Sig.为概率值，即 Chi-Square=6.429，$p$=0.040，差异有统计学意义。

**表 9-14　多个样本的秩和检验统计分析结果 2**

| Indicator | 针麻效果 |
|---|---|
| Chi-Square | 6.429 |
| df | 2 |
| Asymp. Sig. | 0.040 |

# 9.5　随机区组设计多个样本的秩和检验

在前文已介绍过随机区组设计的方差分析，但是，当资料不能满足正态分布或分布不明时，人们就不能使用随机区组设计的方差分析来分析资料，而应该使用随机区组设计的秩和检验。

1. 例题与数据文件的建立

【例 9.6】用三种方法测定 6 人的血铅值，如表 9-15 所示。问：三种方法测定的血铅值是否不同？

**表 9-15　三种方法测定的血铅值**

| 血样编号 | 方法 1 | 方法 2 | 方法 3 |
|---|---|---|---|
| 1 | 0.93 | 0.91 | 0.87 |
| 2 | 0.67 | 0.77 | 0.64 |
| 3 | 0.56 | 0.53 | 0.55 |
| 4 | 0.46 | 0.52 | 0.45 |
| 5 | 1.03 | 1.09 | 0.98 |
| 6 | 0.88 | 0.87 | 0.77 |

| | 方法1 | 方法2 | 方法3 |
|---|---|---|---|
| 1 | 0.93 | 0.91 | 0.87 |
| 2 | 0.67 | 0.77 | 0.64 |
| 3 | 0.56 | 0.53 | 0.55 |
| 4 | 0.46 | 0.52 | 0.45 |
| 5 | 1.03 | 1.09 | 0.98 |
| 6 | 0.88 | 0.87 | 0.77 |

图 9-13　数据文件“li9-6.sav”

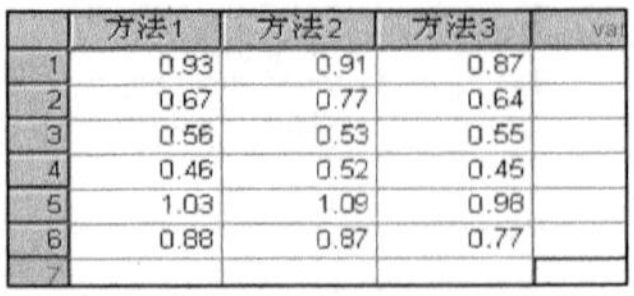

数据输入：在 SPSS 数据编辑窗口中建立数据库，变量分别为“方法 1”“方法 2”“方法 3”，建立文件并命名为“li9-6.sav”，如图 9-13 所示。

**2. 利用 SPSS 进行分析**

（1）在 SPSS 中调出数据文件"li9-6.sav"。

（2）选择"Analyze"菜单中的"Nonparametric Tests"命令，展开下一级菜单。

（3）选择"K Related Samples"命令，弹出"Tests for Several Related Samples"对话框。选中"方法 1""方法 2""方法 3"，将其调入"Test Variables:"列表框，如图 9-14 所示。

（4）单击"OK"按钮，即可输出随机区组设计秩和检验结果。

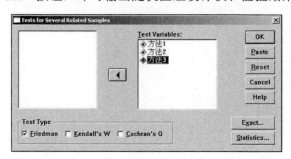

图 9-14 "Tests for Several Related Samples"对话框

**3. 结果分析**

表 9-16 所示是随机区组设计秩和检验统计描述结果：Mean Rank 表示平均秩。一般情况人们观察平均秩，即"方法 1"为 2.50，"方法 2"为 2.33，"方法 3"为 1.17。

表 9-16 随机区组设计秩和检验统计描述结果

| 方法 | Mean Rank |
| --- | --- |
| 方法 1 | 2.50 |
| 方法 2 | 2.33 |
| 方法 3 | 1.17 |

表 9-17 所示是随机区组设计秩和检验统计分析结果：$N$ 为例数；Chi-Square 为检验统计量；df 为自由度；Asymp.Sig.为概率值，即 Chi-Square=6.333，$p$=0.042，差异有统计学意义。

表 9-17　随机区组设计秩和检验统计分析结果

| N | 6 |
|---|---|
| Chi-Square | 6.333 |
| df | 2 |
| Asymp. Sig. | 0.042 |

# [第 10 章] 资料的相关性及相关程度的分析

在前文讨论的分析方法中，仅仅涉及一个变量，即所测量或观察的只是单一变量（univariate）。这些方法主要研究该变量的属性特征，或对该变量的组间差别做出推断。然而，在自然界中一切客观事物都是互相联系、互相制约的，在医学研究中经常要同时观察两个或两个以上变量，例如，身高与体重、体温与脉搏、年龄与血压、药物剂量与疗效等，它们之间均有一定的联系，因此，人们还要研究这些变量之间的相互关系。

就医学上所研究的变量而言，两个变量之间的关系大致有两种：一种是两个变量中的一个变量依赖于另一个变量，例如，儿子的身高与父亲的身高有着某种依赖关系，可以用回归（regression）分析的方法来研究它们；另一种就是两个变量是共同变化的，是一种互相依赖的关系，例如，一个人的身高和体重之间的互相依赖关系，可以用相关（correlation）分析的方法来研究它们。

## 10.1 相关分析概述

相关是研究变量之间相互关系的一种统计方法。例如，体重与肺活量的关系、年龄与血压的关系、病因研究中某个疾病危险因素与某疾病发生的关系等。相关分析的目的是检验分析变量之间是否存在某种联系，以及这种联系的密切程度，其联系的密切程度用统计量——相关系数来衡量，记为 $r$，相关系数的绝对值必然在 0 到 1 之间，即 $-1 \leq r \leq 1$。相关系数的大小表示相关的密切程度。

如果每次观测的两个数值变量，随着一个变量值的增大，另一个变量的值也增大，这种关系称为正相关；反之，随着一个变量值的增大，另一个变量的值反而减小，这种关系称为负相关。相关系数的符号表示相关的方向。

直线相关又称简单相关，用于双变量连续型正态分布资料间关系的分析。它是说明有直线相关的两个变量之间相关关系的密切程度与方向的指标。当 $r=1$ 时，两变量呈直线关系，称为完全正相关；当 $r=-1$ 时，称为完全负相关；当相关系数 $r$ 越接近 1 或 -1 时，说明两个变量的直线关系越密切；相关系数 $r$ 越接近 0，说明两个变量的直线关系越不密切。

对于不能满足上述条件的数据，例如，不服从双变量正态分布，或总体分布类型未知，或原始数据是用等级表示的，则应进行等级相关分析，即斯皮尔曼（Spearman）分析。

# 10.2 双变量相关分析

## 10.2.1 皮尔逊相关分析

皮尔逊分析方法适用于双变量连续型正态分布资料间关系的分析。接下来以医学实例来介绍其在 SPSS 中的实现过程，以及结果的分析方法。

1. 例题与数据文件的建立

【例 10.1】某医生使用 TCMI 型皮肤氧测定仪，测定 10 名健康成年男子的动脉氧分压的 $TcPO_2$（mmHg，1mmHg=0.1333kPa），同时使用 BMS2MK2 型血氧分析仪取动脉血测定氧分压的 $PaO_2$（mmHg，1mmHg=0.1333kPa）的数据如下。

| | $TcPO_2$ | $PaO_2$ |
|---|---|---|
| 1 | 77 | 87 |
| 2 | 78 | 90 |
| 3 | 79 | 89 |
| 4 | 80 | 90 |
| 5 | 81 | 91 |
| 6 | 82 | 89 |
| 7 | 83 | 91 |
| 8 | 84 | 92 |
| 9 | 76 | 86 |
| 10 | 79 | 88 |

图 10-1 数据文件 "li10-1.sav"

$TcPO_2$：77、78、79、80、81、82、83、84、76、79。

$PaO_2$：87、90、89、90、91、89、91、92、86、88。

求相关系数。

对此资料，取变量"$TcPO_2$"存放皮肤测定动脉氧分压值，变量"$PaO_2$"存放动脉取血测定的氧分压值。在 SPSS 中定义这两个变量并录入数据，建立数据文件，并命名为"li10-1.sav"。此数据文件如图 10-1 所示。

2. 利用 SPSS 进行相关分析操作

（1）在 SPSS 中调出数据文件"li10-1.sav"。

（2）选择"Analyze"菜单中的"Correlate"命令，展开下一级菜单，选择"Bivariate"命令，弹出如图 10-2 所示的对话框，将双分析变量"$TcPO_2$"与"$PaO_2$"调入"Variables"列表框中。

相关分析系数说明如下。

Pearson：皮尔逊相关系数。

Kendall's tau-b：肯德尔相关系数。

Spearman：斯皮尔曼等级相关系数。

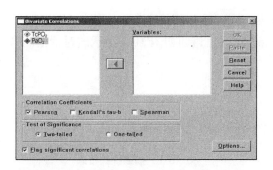

图 10-2　"Bivariate Correlations"对话框

本例选择"Pearson"相关系数。

（3）显著性检验有以下两个选择。

① Two-tailed: 双尾显著性检验。

② One-tailed: 单尾显著性检验。

本例选择"Two-tailed"相关系数。

（4）选中"Flag significant correlations"（标出有显著性意义的相关系数）复选框。

（5）单击"Options"按钮，弹出如图 10-3 所示的对话框。

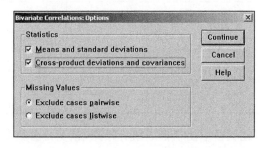

图 10-3　"Bivariate Correlations: Options"对话框

该对话框中各项的说明如下。

Means and standard deviations：显示每一个变量的均数与标准差。

Cross-product deviations and covariances：显示每一对变量的离均差交叉积与协方差。

缺失值可以采用不同的方法处理。

Exclude cases pairwise：成对删除含有缺失值的观察值。

Exclude cases listwise: 按列删除含有缺失值的观察值。

单击"Continue"按钮后返回如图 10-2 所示的对话框,单击"OK"按钮,得到输出结果。

3. 结果分析

本例输出结果经整理后如表 10-1 和表 10-2 所示。

表 10-1　描述统计结果

|  | Mean | Std. Deviation | $N$ |
|---|---|---|---|
| TcPO$_2$ | 79.90 | 2.601 | 10 |
| PaO$_2$ | 89.30 | 1.889 | 10 |

表 10-2　相关分析

|  | Various Statistics | TcPO$_2$ | PaO$_2$ |
|---|---|---|---|
| TcPO$_2$ | Pearson Correlation | 1 | 0.844 |
|  | Sig.（2-tailed） | 0.0 | 0.002 |
|  | Sum of Squares and Cross-products | 60.900 | 37.300 |
|  | Covariance | 6.767 | 4.144 |
|  | $N$ | 10 | 10 |
| PaO$_2$ | Pearson Correlation | 0.844 | 1 |
|  | Sig.（2-tailed） | 0.002 | 0.0 |
|  | Sum of Squares and Cross-products | 37.300 | 32.100 |
|  | Covariance | 4.144 | 3.567 |
|  | $N$ | 10 | 10 |

如表 10-1 所示,此表格给出了描述统计结果,依次是分析变量的均值(Mean)、标准差(Std. Deviation)和自由度($N$)。

表 10-2 中各项说明如下。

Pearson Correlation:表示皮尔逊相关系数。

Sig.（2-tailed）:表示双侧 $p$ 值。

Sum of Squares and Cross-products:表示平方和与叉积。

Covariance:表示协方差。

$N$:表示自由度。

从表 10-2 中可以得到分析变量的相关系数为 0.844,绝对不相关的概率为 0.002,

因此，可以认为皮肤测定动脉氧分压与动脉取血测定的氧分压之间是正相关的。

## 10.2.2 斯皮尔曼等级相关分析

### 1. 例题与数据文件的建立

【例10.2】在肝癌病因研究中，某地调查了10个肝癌死亡率（1/10万）与某种食物中黄曲霉素相对含量（以最高含量为10），如表10-3所示，试做等级相关分析。

表10-3 肝癌死亡率（1/10万）与某种食物中黄曲霉素相对含量（以最高含量为10）

| 编号 | 黄曲霉素相对含量 | 肝癌死亡率（1/10万） |
| --- | --- | --- |
| 1 | 0.7 | 21.5 |
| 2 | 1.0 | 18.9 |
| 3 | 1.7 | 14.4 |
| 4 | 3.7 | 46.5 |
| 5 | 4.0 | 27.3 |
| 6 | 5.1 | 64.6 |
| 7 | 5.5 | 46.3 |
| 8 | 5.7 | 34.2 |
| 9 | 5.9 | 77.6 |
| 10 | 10.0 | 55.1 |

取变量"黄曲霉"存放黄曲霉素相对含量值，变量"死亡率"存放肝癌死亡率（1/10万）的值，建立变量并录入数据，建立数据文件，并命名为"li10-2.sav"，如图10-4所示。

| | 黄曲霉 | 死亡率 |
| --- | --- | --- |
| 1 | 0.7 | 21.5 |
| 2 | 1.0 | 18.9 |
| 3 | 1.7 | 14.4 |
| 4 | 3.7 | 46.5 |
| 5 | 4.0 | 27.3 |
| 6 | 5.1 | 64.6 |
| 7 | 5.5 | 46.3 |
| 8 | 5.7 | 34.2 |
| 9 | 5.9 | 77.6 |
| 10 | 10.0 | 55.1 |

图10-4 数据文件"li10-2.sav"

### 2. 利用SPSS进行等级相关分析操作

（1）在SPSS中调出数据文件"li10-2.sav"。

（2）选择"Analyze"菜单中的"Correlate"命令，展开下一级菜单，选择"Bivariate"命令，弹出如图10-5所示的对话框。

（3）将双分析变量"黄曲霉"与"死亡率"调入"Variables"列表框中，相关系数选用"Spearman"。

（4）选中"Two-tailed"单选按钮和"Flag significant correlations"复选框。

（5）单击"OK"按钮，即可得到输出结果。

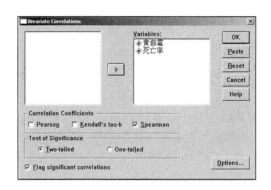

图 10-5 "Bivariate Correlations" 对话框

3. 结果分析

本例输出结果经整理后，得到如表 10-4 所示的相关性。

表 10-4 "黄曲霉"与"死亡率"的相关性

| | | Various Statistics | 黄曲霉 | 死亡率 |
|---|---|---|---|---|
| Spearman's rho | 黄曲霉 | Correlation Coefficient | 1.000 | 0.745* |
| | | Sig.（2-tailed） | 0.0 | 0.013 |
| | | N | 10 | 10 |
| | 死亡率 | Correlation Coefficient | 0.745* | 1.000 |
| | | Sig.（2-tailed） | 0.013 | 0.0 |
| | | N | 10 | 10 |

\* Correlation is significant at the 0.05 level（2-tailed）：相关性在 0.05 水平上显著（双尾）。

从此表中可以得到绝对不相关的概率 $p=0.013<0.05$，因此可以认为黄曲霉素相对含量与肝癌死亡率之间存在秩次正相关的关系，且相关系数（correlation coefficient）为 0.745。

# 10.3　回归分析概述

上一节讨论的线性相关用于描述两个随机变量 $X$ 与 $Y$ 之间线性联系的程度，结论所反映的是它们相互之间的关系，两个变量并无主次之分。

随着所探索问题的深入，研究者通常对其中的一个变量如何定量地影响另一变量的取值更感兴趣，如医学研究中常需要从某项指标估算另一项指标，如果这些指标分别是测量变量 $X$ 和 $Y$，希望由 $X$ 推算 $Y$ 的值。通常称 $X$ 为自变量，$Y$ 则

称为依赖于 $X$ 的因变量。

1. 回归的概念

在医学和生物学现象中，许多变量间存在近似 $X$ 与 $Y$ 的线性关系，这种关系与一般数学意义上的二元一次方程有所不同，它有某种不确定性。例如，儿童的年龄与体重，一般来说，儿童年龄越大其体重越大，但很难说 8 岁男童体重一定是多少，同样是 8 岁男童，体重有高有低，很不一致。针对这种情况，只能根据大量实测数据，寻找其规律性，配合一条直线方程来描述两个变量间近似的线性数量关系，这就是线性回归关系，这样得出的直线方程称为线性回归方程。

线性回归方程的形式为

$$\hat{y} = a + bx$$

式中，$\hat{y}$ 是给定 $X$ 时 $Y$ 的估计值；$b$ 称为回归系数（regression coefficient）。回归系数 $b$ 和常数项 $a$ 是方程中两个待定的参数，计算这两个数的数学原理是最小二乘法（method of least square）原理，该方法的原则是保证各实测点到回归直线的纵向距离的平方和最小，并使计算出的回归直线最能代表实测数据所反映出的直线趋势。

如果引入回归分析的自变量只有一个，那么就是直线回归分析。如果引入回归分析的自变量有两个以上，那么就是多重线性回归分析。

2. 回归的应用

（1）预测：由 $X$ 预测 $Y$ 的值。例如，由父亲身高预测儿子成年后的身高。

（2）控制：由 $Y$ 值控制 $X$ 的取值范围。例如，已知空气中氮氧化物（$Y$）的污染与汽车流量（$X$）的回归关系，当确定 $Y$ 的标准后，控制 $X$ 的值。

（3）减少变异（标准差）：更准确地估计参考值范围。例如，制定不同年龄的血压正常值范围。

# 10.4 直线线性回归

1. 例题与数据文件的建立

【例 10.3】某人研究了温度对蛙的心率的影响，收集了温度与蛙的心率之间的资料（共 9 只蛙），试进行回归分析。

温度（$X$）：2、4、6、8、10、12、14、16、18。

| | 温度 | 心率 |
|---|---|---|
| 1 | 2 | 5 |
| 2 | 4 | 11 |
| 3 | 6 | 11 |
| 4 | 8 | 14 |
| 5 | 10 | 22 |
| 6 | 12 | 23 |
| 7 | 14 | 32 |
| 8 | 16 | 29 |
| 9 | 18 | 32 |

图 10-6　数据文件
"li10-3.sav"

心率（$Y$）：5、11、11、14、22、23、32、29、32。

取变量"温度"存放温度值，变量"心率"存放蛙的心率值，建立变量并录入数据，建立数据文件，并命名为"li10-3.sav"，如图 10-6 所示。

2．利用 SPSS 进行简单回归分析操作

（1）在 SPSS 中调出数据文件"li10-3.sav"。

（2）选择"Analyze"菜单中的"Regression"命令，展开下一级菜单，选择"Linear"命令，弹出如图 10-7 所示的对话框。

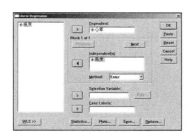

图 10-7　"Linear Regression"对话框

（3）将变量"心率"调入"Dependent"列表框；将变量"温度"调入"Independent"列表框。

（4）单击"OK"按钮，即可得输出结果。

3．结果分析

本例主要输出结果经整理后如表 10-5～表 10-7 所示。

表 10-5　回归模型摘要 1

| Model | $R$ | $R$ Square | Adjusted $R$ Square | Std. Error of the Estimate |
|---|---|---|---|---|
| 1 | 0.969 | 0.939 | 0.931 | 2.639 |

表 10-5 给出了回归模型摘要，包含 Model（模型）、$R$（相关系数）、$R$ Square（相关系数的平方）、Adjusted $R$ Square（调整后的 $R^2$ 值）和 Std. Error（标准误）。

$R^2 = 0.939$ 表示因变量的变异中 93.9% 可由自变量的变化来解释，一般来说，$R^2$ 值越大，回归方程越有价值。但是，是否有意义还有待对回归方程做显著性检验，如表 10-6 所示。

表 10-6 方差分析 1

| Model | Various Statistics | Sum of Squares | df | Mean Square | F | Sig. |
|---|---|---|---|---|---|---|
| 1 | Regression | 756.150 | 1 | 756.150 | 108.600 | 0.000 |
| | Residual | 48.739 | 7 | 6.963 | | |
| | Total | 804.889 | 8 | | | |

表 10-6 中各项说明如下。

Regression：表示回归。

Residual：表示残差。

Total：表示总计。

Sum of Squares：表示平方和。

df：表示自由度。

Mean Square：表示均方。

F：表示 F 分布。

Sig.：表示显著性 p 值。

从表 10-6 中可以看到 p 值（Sig）<0.05，说明回归模型有意义，即此回归方程可以建立。

表 10-7 回归 1

| Model | Various Statistics | Unstandardized Coefficients | | Standardized Coefficients | t | Sig. |
|---|---|---|---|---|---|---|
| | | B | Std. Error | Beta | | |
| 1 | （Constant） | 2.139 | 1.917 | | 1.116 | 0.301 |
| | 温度 | 1.775 | 0.170 | 0.969 | 10.421 | 0.000 |

表 10-7 中各项说明如下。

Constant：表示常数。

Unstandardized Coefficients：表示非标准化系数。

Standardized Coefficients：表示标准系数。

B：表示回归系数。

Std. Error：表示标准误。

Beta：表示标准化偏回归系数。

t：表示 t 分布。

Sig.：表示显著性 $p$ 值。

从表 10-7 中可以得到回归方程中有关变量的一些信息：自变量"温度"的回归系数为"1.775"，标准误为"0.170"，标准化后的回归系数为"0.969"（此系数能说明该自变量对因变量的相对贡献大小），回归方程的常数项为"2.139"。因此，回归方程为

$$\hat{y} = 2.139 + 1.775x$$

应注意，在本例中常数项对应的 $p=0.301$ 无显著性意义，可以把它去掉。其操作步骤如下。

（1）在图 10-7 中单击"Options"按钮，弹出"Linear Regression:Options"对话框，如图 10-8 所示。

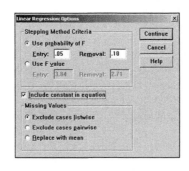

图 10-8　"Linear Regression: Options"对话框

（2）取消选中"Include constant in equation"复选框，单击"Continue"按钮，返回图 10-7，单击"OK"按钮，则得到新的输出结果，如表 10-8～表 10-10 所示。

表 10-8　回归模型摘要 2

| Model | $R$ | $R$ Square | Adjusted $R$ Square | Std. Error of the Estimate |
|---|---|---|---|---|
| 1 | 0.993 | 0.987 | 0.985 | 2.679 |

表 10-9　方差分析 2

| Model | Various Statistics | Sum of Squares | df | Mean Square | $F$ | Sig. |
|---|---|---|---|---|---|---|
| 1 | Regression | 4 307.593 | 1 | 4 307.593 | 600.288 | 0.000 |
|  | Residual | 57.407 | 8 | 7.176 |  |  |
|  | Total | 4 365.000 | 9 |  |  |  |

表 10-10　回归 2

| Model | Various Statistics | Unstandardized Coefficients | | Standardized Coefficients | $t$ | Sig. |
|---|---|---|---|---|---|---|
| | | $B$ | Std. Error | Beta | | |
| 1 | 温度 | 1.944 | 0.079 | 0.993 | 24.501 | 0.000 |

比较表 10-8 与表 10-5 中的 $R$ Square 可以发现，由原来的 0.939 上升为 0.987，回归模型仍然有意义，回归方程为

$$\hat{y} = 1.944x$$

因此，似乎无常数项的回归方程比有常数项的好。

但是，在表 10-8 的输出结果中明确指出，有常数项与无常数项是两种不同的数学模型，不能简单地用 $R$ Square 值进行比较。

究竟哪个回归方程更合适，必须把它们放到医学实际中去检验，才能得出正确的结论。

# 10.5　多元线性回归

在多元线性回归分析中，可能有的自变量对应变量的影响很强，而有的影响很弱，甚至完全没有作用。这样就有必要对自变量进行选择，使回归方程中只包含对应变量有统计学意义的自变量，即所谓的"最优"方程。

SPSS 提供了 5 种对变量筛选的方法来建立回归方程。

Enter：强迫引入法，所有自变量全部引入回归方程中。

Stepwise：逐步回归法，引入与剔除交替进行，直至无统计学意义的新变量可以引入，同时方程中也无失去统计学意义的自变量可以剔除。

Remove：强迫剔除法，强制方程中的某些元素剔除。

Backward：后向逐步法，先建立一个包含全部自变量的回归方程，然后剔除一个偏回归平方和最小且无统计学意义的自变量，直至不能剔除。

Forward：前向逐步法，回归方程由一个自变量开始，每次引入一个偏回归平方和最大且具有统计学意义的自变量，由少到多，直到无统计学意义的自变量可以引入为止。

1. 例题与数据文件的建立

【例 10.4】某地 29 名 13 岁男童身高（cm）$X_1$、体重（kg）$X_2$ 及肺活量（L）$Y$ 的实测数据如表 10-11 所示，试求肺活量对身高、体重的多元线性回归方程。

表 10-11　某地 13 岁男童身高、体重、肺活量的实测数据

| 编号 | 身高/cm | 体重/kg | 肺活量/L |
|---|---|---|---|
| 1 | 135.1 | 32.0 | 1.75 |
| 2 | 139.9 | 30.4 | 2.00 |
| 3 | 163.6 | 46.2 | 2.75 |
| ⋮ | ⋮ | ⋮ | ⋮ |
| 29 | 156.5 | 32.0 | 1.75 |

取因变量 $Y$ 为"肺活量"，自变量 $X_1$ 为"身高"，$X_2$ 为"体重"，创建变量并录入数据，建立数据文件并命名为"li10-4.sav"，如图 10-9 所示。

2. 利用 SPSS 进行多元线性回归分析操作

（1）在 SPSS 中调出数据文件"li10-4.sav"。

（2）选择"Analyze"菜单中的"Regression"命令，展开下一级菜单，选择"Linear"命令，弹出如图 10-10 所示的对话框。

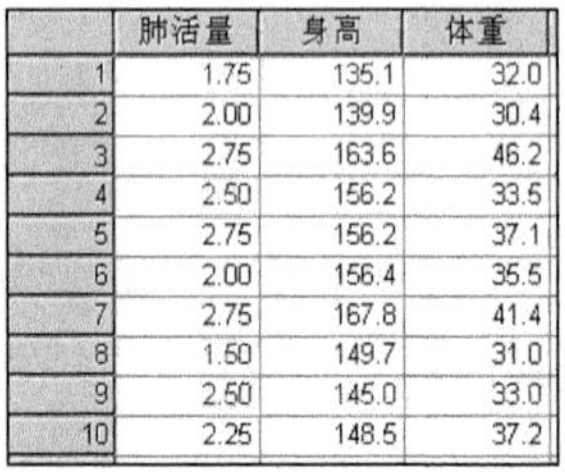

| | 肺活量 | 身高 | 体重 |
|---|---|---|---|
| 1 | 1.75 | 135.1 | 32.0 |
| 2 | 2.00 | 139.9 | 30.4 |
| 3 | 2.75 | 163.6 | 46.2 |
| 4 | 2.50 | 156.2 | 33.5 |
| 5 | 2.75 | 156.2 | 37.1 |
| 6 | 2.00 | 156.4 | 35.5 |
| 7 | 2.75 | 167.8 | 41.4 |
| 8 | 1.50 | 149.7 | 31.0 |
| 9 | 2.50 | 145.0 | 33.0 |
| 10 | 2.25 | 148.5 | 37.2 |

图 10-9　数据文件"li10-4.sav"　　　图 10-10　"Linear Regression"对话框

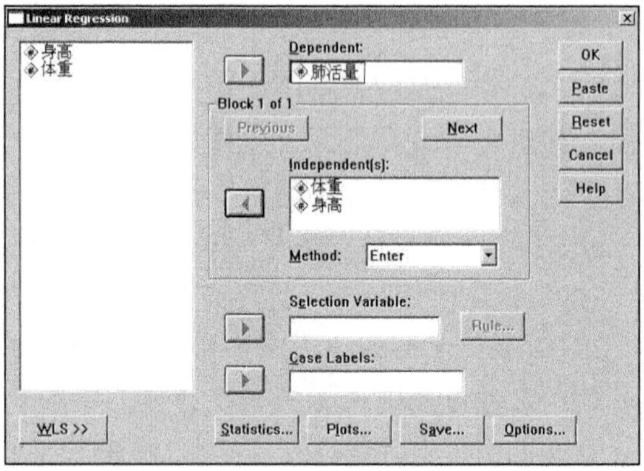

（3）将变量"肺活量"调入"Dependent"列表框；将自变量"体重"与"身高"调入"Independent"列表框，方法选用"Enter"。

（4）单击"OK"按钮，即可得到输出结果。

3. 结果分析

本例主要输出结果经整理后如表 10-12～表 10-14 所示。

表 10-12 回归模型摘要 3

| Model | $R$ | $R$ Square | Adjusted $R$ Square | Std. Error of the Estimate |
|---|---|---|---|---|
| 1 | 0.747 | 0.558 | 0.524 | 0.309 32 |

表 10-13 方差分析 3

| Model | Various Statistics | Sum of Squares | df | Mean Square | $F$ | Sig. |
|---|---|---|---|---|---|---|
| | Regression | 3.146 | 2 | 1.573 | 16.440 | 0.000 |
| 1 | Residual | 2.488 | 26 | 0.096 | | |
| | Total | 5.634 | 28 | | | |

表 10-14 回归 3

| Model | Various Statistics | Unstandardized Coefficients | | Standardized Coefficients | $t$ | Sig. |
|---|---|---|---|---|---|---|
| | | $B$ | Std. Error | Beta | | |
| | （Constant） | −1.152 | 1.210 | | −0.952 | 0.350 |
| 1 | 身高 | 0.010 | 0.010 | 0.188 | 1.000 | 0.326 |
| | 体重 | 0.049 | 0.015 | 0.601 | 3.204 | 0.004 |

　　本例输出结果中，表 10-13 是方差分析，它对整个回归方程做了显著性检验，其 $F=16.440$，$p<0.05$，因此，差异有显著意义，说明可以建立回归方程。但由参数估计中的 $p$ 值来看，自变量身高的系数为零的概率为 $0.326>0.05$，应从方程中去掉，再次回归。

　　从新的输出结果可见，其 $F=31.878$，$p<0.05$，建立回归方程有意义。但由参数估计中的 $p$ 值来看，常数项为零的概率为 $0.982>0.05$，应从方程中去掉，再次回归。新的输出结果，如表 10-15～表 10-17 所示。

表 10-15 回归模型摘要 4

| Model | $R$ | $R$ Square | Adjusted $R$ Square | Std. Error of the Estimate |
|---|---|---|---|---|
| 1 | 0.991 | 0.982 | 0.982 | 0.303 75 |

表 10-16 方差分析 4

| Model | Various Statistics | Sum of Squares | df | Mean Square | $F$ | Sig. |
|---|---|---|---|---|---|---|
| 1 | Regression | 144.292 | 1 | 144.292 | 1 563.849 | 0.000 |

续表

| Model | Various Statistics | Sum of Squares | df | Mean Square | $F$ | Sig. |
|-------|--------------------|----------------|----|-------------|-----|------|
| 1 | Residual | 2.583 | 28 | 0.092 | | |
| | Total | 146.875 | 29 | | | |

表 10-17　回归 4

| Model | Various Statistics | Unstandardized Coefficients | | Standardized Coefficients | $t$ | Sig. |
|-------|--------------------|-----|-----|-----|-----|------|
| | | $B$ | Std. Error | Beta | | |
| 1 | 体重 | 0.059 | 0.002 | 0.991 | 39.546 | 0.000 |

从表 10-16 的 Sig.项可以看出回归方程有价值；从表 10-17 中可以得到自变量"体重"的回归系数为"0.059"，因此最终正确的回归方程应为

$$\hat{y} = 0.059x$$

说明与肺活量有关的因素只有一个，即体重，而与身高无关。人们可以利用该回归方程进行预测与控制等操作。

# 10.6　多元逐步回归

在进行多元回归时，如果自变量较多，则自变量的选择是很费力的。可以采用 SPSS 提供的 Stepwise（逐步回归法）来对自变量进行筛选，即逐步回归分析。

多元逐步回归分析的思想是，按各个自变量对因变量作用的大小，由大到小依次逐个引入回归方程。每引入一个自变量，都要对回归方程中每一个自变量的作用做显著性检验，当发现一个或几个自变量的作用无显著意义时，即剔除；每剔除一个变量后，还要对留在回归方程中的自变量逐个做显著性检验，如果发现方程中还存在无意义的自变量，再予以剔除，直至没有自变量可以引入，也没有自变量可以从方程中剔除。

对例 10.4 的数据用多元逐步回归来解决，其操作步骤如下。

（1）在 SPSS 中调出数据文件"li10-4.sav"。

（2）选择"Analyze"菜单中的"Regression"命令，展开下一级菜单，选择"Linear"命令。

（3）将变量"肺活量"调入"Dependent"列表框；将变量"体重"与"身高"调入"Independent"列表框，方法选用"Stepwise"。

（4）单击"OK"按钮，即可得到输出结果，如表 10-18～表 10-21 所示。

表 10-18　变量的引入和移除

| Model | Variables Entered | Variables Removed | Method |
|-------|-------------------|-------------------|--------|
| 1 | 体重 | | Stepwise（Criteria: Probability-of-F-to-enter<=0.050, Probability-of-F-to-remove>=0.100）. |

表 10-18 中各项说明如下。

Variables Entered：表示输入的变量。

Variables Removed：表示移除的变量。

Method：表示方法。

Stepwise（Criteria: Probability-of-F-to-enter<=0.050，Probability-of-F-to-remove>=0.100）：含义为步进（准则为 F-to-enter 的概率<=0.050，F-to-remove 的概率>=0.100）。

由表 10-18 可知，只有"体重"自变量是有意义的，被引入回归。

表 10-19　排除变量

| Model | Various Statistics | Beta In | $t$ | Sig. | Partial Correlation | Collinearity Statistics<br>Tolerance |
|-------|--------------------|---------|-----|------|---------------------|--------------------------------------|
| 1 | 身高 | 0.188 | 1.000 | 0.326 | 0.193 | 0.483 |

表 10-19 中各项说明如下。

Beta In：表示偏回归系数。

Partial Correlation：表示偏相关系数。

Collinearity Statistics：表示共线性统计量。

Tolerance：表示容差。

由表 10-19 可知，"身高"被排除回归。

表 10-20　多元逐步回归模型摘要 1

| Model | $R$ | $R$ Square | Adjusted $R$ Square | Std. Error of the Estimate |
|-------|-----|------------|---------------------|----------------------------|
| 1 | 0.736 | 0.541 | 0.524 | 0.309 33 |

由表 10-20 可见 $R^2 = 0.541$，表示因变量的变异中 54.1%可由自变量的变化来解释，可见该值不是很大。

表 10-21　多元逐步回归 1

| Model | Various Statistics | Unstandardized Coefficients | | Standardized Coefficients | t | Sig. |
|---|---|---|---|---|---|---|
| | | B | Std. Error | Beta | | |
| 1 | （Constant） | −0.009 | 0.397 | | −0.022 | 0.982 |
| | 体重 | 0.060 | 0.011 | 0.736 | 5.646 | 0.000 |

从表 10-21 可知，常数项为零的概率为 0.982>0.05，应从方程中去掉，再次回归，主要结果如表 10-22 和表 10-23 所示。

表 10-22　多元逐步回归模型摘要 2

| Model | R | R Square | Adjusted R Square | Std. Error of the Estimate |
|---|---|---|---|---|
| 1 | 0.991（b） | 0.982 | 0.982 | 0.303 75 |

表 10-23　多元逐步回归 2

| Model | Various Statistics | Unstandardized Coefficients | | Standardized Coefficients | t | Sig. |
|---|---|---|---|---|---|---|
| | | B | Std. Error | Beta | | |
| 1 | 体重 | 0.059 | 0.002 | 0.991 | 39.546 | 0.000 |

此处 $R^2 = 0.982$，自变量"体重"的回归系数为 0.059，与前述的 Enter 方法结论一致。可见用逐步回归法挑选对回归有意义的自变量时，更为简便。因此，当要建立回归方程时，用逐步回归法是较好的选择。

# 第11章 生存资料的分析

疾病的预后，不但要看结局如何，而且还要看多长时间出现这种结局。例如，为了考察某种慢性病的治疗效果或影响预后的因素，需要通过随访收集每个病人从开始治疗到痊愈的时间。

本章将介绍针对这类时间资料的生存分析方法。

## 11.1　生存资料分析概述

### 1. 生存资料的特点

医学科学研究中，有时研究者不仅关心某事件发生的结局，同时还关心发生这种结局所经历的时间。例如，临床治疗措施的疗效评价，一方面要看疗效好坏，另一方面还要看获得这种疗效所经历的时间长短，如肿瘤、糖尿病、高血压、心血管疾病等慢性病治疗措施的疗效评价，不仅要考虑治愈率或缓解率，还要考虑治愈时间或缓解时间；疾病预后的影响因素评价，也要同时考虑疾病的结局和出现这种结局所经历的时间，如肾移植患者术后效果的影响因素评价，不仅要考虑患者是否存活，还要考虑其生存时间。这类含有结局和时间两个方面的信息的资料统计学上统称为生存资料（survival data）。一般生存资料是通过随访收集得到，随访观察往往是从某统一时间点开始，观察到某规定时间点截止，常因失访等原因造成某些研究对象的生存时间数据不完整，事件的结局为两分类互斥事件。

### 2. 生存分析中的几个基本概念

（1）终点事件又称为死亡事件（death event）、失效事件（failure event）：泛指标志某种处理措施失败或失效的特征事件，是研究者所关心的特定结局。例如，"转移""死亡""痊愈"等。

（2）生存时间（survival time）：指观察到的存活时间，可用小时、天、周、月、年等时间单位记录，常用符号 $t$ 表示。

根据生存时间特点，分为以下两种类型。

① 完全数据（complete data）：是指从观察起点到发生死亡事件所经历的时间。

② 截尾数据（censored data）：简称为截尾值（censored value），又称为删失值或终检值，一般在时间后用"+"表示。

（3）生存率（survival rate）：记为 $S(t_k)$，是指观察对象活过 $t_k$ 时刻的概率。

（4）生存曲线（survival curve）：是指将各个时点的生存率在坐标轴上连接在一起的曲线图，用以描述生存过程。

（5）中位生存时间（median survival time）：又称为半数生存期，是指生存率为 0.5 时对应的生存时间，表示有 50％的观察对象可活这么长时间。一般采用内插法进行估计。

3. 生存分析的主要内容

（1）描述生存过程。研究生存时间的分布特点，估计生存率及其标准误，绘制生存率曲线等。常用方法有乘积极限法（product-limit estimate）和寿命表法。

（2）比较生存过程。获得生存率及其标准误的估计值后，可进行两组或多组生存曲线（生存过程）的比较。常用方法有对数秩检验、Gehan 比分检验及 Breslow 检验。

（3）生存过程的影响因素分析。例如，为了改善鼻咽癌手术的预后，应先了解可能影响患者预后的一些因素，如年龄、病程、病情、营养状况等，通过随访调查收集患者术后的生存时间等资料，采用多因素分析寻找影响患者预后的主要因素，从而达到在手术前后加以预防和干预的目的。

# 11.2  Kaplan-Meier 方法

Kaplan-Meier 方法又称为乘积极限法，是一种非参数法，由卡普兰（Kaplan）和梅尔（Meier）于 1958 年提出，简记为 KM 法，主要用于未分组或小样本生存资料的分析。

1. 例题与数据文件的建立

【例 11.1】用单纯化疗法治疗白血病患者 10 人，随访记录存活情况为 10、2、12、13、18、6、19、26、9、8、9、4、31 和 24，试估计各时点生存率及其标准误、各时点总体生存率的 95%置信区间、中位生存时间，并绘制生存曲线。

数据输入：在 SPSS 中建立数据文件，并命名为"li11-1.sav"。时间定义为变量"time"，结局定义为变量"status"，即"0"为结尾，"1"为终点事件。建立的数据文件如图 11-1 所示。

2. 利用 SPSS 进行分析

（1）在 SPSS 中调出数据文件"li11-1.sav"。

（2）选择"Analyze"菜单中的"Survival"命令，展开下一级菜单，如图 11-2 所示。

（3）选择"Kaplan-Meier"命令，弹出"Kaplan-Meier"对话框。选中"time"，将其调入"Time:"列表框；选中"status"，将其调入"Status:"列表框；单击"Define Event"按钮，弹出"Kaplan-Meier: Define Event for Status Variable"对话框，设置"Single value:"为"1"，表示"1"为终点事件，如图 11-3 所示。

| | time | status | var |
|---|---|---|---|
| 1 | 10 | 0 | |
| 2 | 2 | 1 | |
| 3 | 12 | 1 | |
| 4 | 13 | 1 | |
| 5 | 18 | 0 | |
| 6 | 6 | 1 | |
| 7 | 19 | 1 | |
| 8 | 26 | 0 | |
| 9 | 9 | 1 | |
| 10 | 8 | 1 | |
| 11 | 9 | 1 | |
| 12 | 4 | 1 | |
| 13 | 31 | 1 | |
| 14 | 24 | 1 | |

图 11-1　数据文件"li11-1.sav"

（4）单击"Continue"按钮，关闭"Kaplan-Meier: Define Event for Status Variable"对话框。

（5）单击"Options"按钮，弹出"Kaplan-Meier: Options"对话框，在"Plots"选项组中，选中"Survival"复选框，如图 11-4 所示。

（6）单击"Continue"按钮，关闭"Kaplan-Meier: Options"对话框。

（7）单击"OK"按钮，即可得到输出结果。

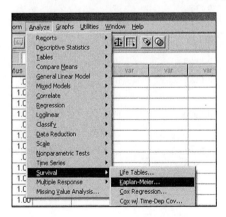

图 11-2　"Survival"菜单

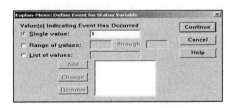

图 11-3　"Kaplan-Meier: Define Event for Status Variable"对话框

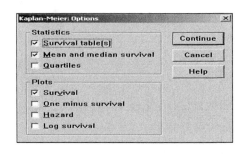

图 11-4 "Kaplan-Meier: Options"对话框

3. 结果分析

图 11-5 是 Kaplan-Meier 方法统计描述结果，其生存曲线如图 11-6 所示。

Survival Analysis for TIME

| Time | Status | Cumulative Survival | Standard Error | Cumulative Events | Number Remaining |
|---|---|---|---|---|---|
| 2.00 | 1.00 | 0.928 6 | 0.068 8 | 1 | 13 |
| 4.00 | 1.00 | 0.857 1 | 0.093 5 | 2 | 12 |
| 6.00 | 1.00 | 0.785 7 | 0.109 7 | 3 | 11 |
| 8.00 | 1.00 | 0.714 3 | 0.120 7 | 4 | 10 |
| 9.00 | 1.00 | | | 5 | 9 |
| 9.00 | 1.00 | 0.571 4 | 0.132 3 | 6 | 8 |
| 10.00 | 0.00 | | | 6 | 7 |
| 12.00 | 1.00 | 0.489 8 | 0.136 2 | 7 | 6 |
| 13.00 | 1.00 | 0.408 2 | 0.135 8 | 8 | 5 |
| 18.00 | 0.00 | | | 8 | 4 |
| 19.00 | 1.00 | 0.306 1 | 0.134 8 | 9 | 3 |
| 24.00 | 1.00 | 0.204 1 | 0.122 6 | 10 | 2 |
| 26.00 | 0.00 | | | 10 | 1 |
| 31.00 | 1.00 | 0.000 0 | 0.000 0 | 11 | 0 |

| Number of Cases：14 | | Censored：3 | | （21.43%）Events：11 | |
|---|---|---|---|---|---|
| | Survival Time | | Standard Error | 95% Confidence Interval | |
| Mean： | 15.47 | | 2.88 | （9.82, 21.12） | |
| Median： | 12.00 | | 3.34 | （5.46, 18.54） | |

图 11-5 Kaplan-Meier 统计描述结果

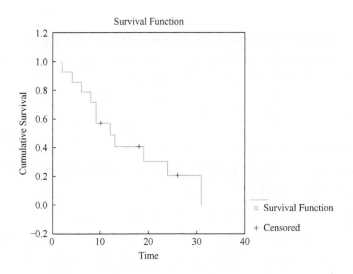

图 11-6 白血病患者生存曲线图

其中，Time 表示时间；Status 表示结局；Cumulative Survival 表示累积生存率；Standard Error 表示标准误；Cumulative Events 表示累积例数；Number Remaining 表示剩余。

Number of Cases 表示资料总例数（14 例）；Censored 表示结尾数据（3 例）；Events 表示终点事件例数（11 例）。

本资料生存时间的均数为"15.47"，标准误为"2.88"，95%置信区间为（9.82，21.12）。

本资料中位生存时间为"12.00"，标准误为"3.34"，95%置信区间为（5.46，18.54）。

# 11.3 寿命表方法

实际工作中，许多研究的随访时间是 1 次／年或 1 次／月，随访结果只有某年或某月的观察人数、发生死亡事件人数和截尾人数，而没有每个观察对象确切的生存时间。对于这类分组或大样本生存资料的分析可以采用寿命表法进行分析。

1. 例题与数据文件的建立

【例 11.2】某医院对女性卵巢癌患者接受手术的复发情况进行了 6 年的随访，结果如表 11-1 所示。

表 11-1 卵巢癌患者接受手术的复发情况 6 年的随访结果

| 术后年数/年 | 0～1 | 1～2 | 2～3 | 3～4 | 4～5 | 5～6 |
|---|---|---|---|---|---|---|
| 其间失访人数 | 3 | 9 | 10 | 22 | 2 | 8 |
| 其间转移人数 | 2 | 1 | 0 | 1 | 1 | 2 |

　　试估计各时点生存率及其标准误、各时点总体生存率的 95%置信区间、中位生存时间，并绘制生存曲线。

　　数据输入：在 SPSS 数据编辑窗口建立数据库，时间定义为变量"time"，人数定义为变量"number"，结局定义为变量"status"，即"0"为结尾，"1"为终点事件，建立数据文件，并命名为"li11-2.sav"。该数据文件如图 11-7 所示。

|  | time | number | status |
|---|---|---|---|
| 1 | 0.00 | 3.00 | 1.00 |
| 2 | 1.00 | 9.00 | 1.00 |
| 3 | 2.00 | 10.00 | 1.00 |
| 4 | 3.00 | 22.00 | 1.00 |
| 5 | 4.00 | 2.00 | 1.00 |
| 6 | 5.00 | 8.00 | 1.00 |
| 7 | .00 | 2.00 | .00 |
| 8 | 1.00 | 1.00 | .00 |
| 9 | 2.00 | .00 | .00 |
| 10 | 3.00 | 1.00 | .00 |
| 11 | 4.00 | 1.00 | .00 |
| 12 | 5.00 | 2.00 | .00 |

图 11-7 数据文件"li11-2.sav"

　　2. 利用 SPSS 进行分析

　　（1）在 SPSS 中调出数据文件"li11-2.sav"。

　　（2）选择"Data"菜单中的"Weight Cases"命令，弹出"Weight Cases"对话框。选中"Weight cases by"单选按钮激活权重定义功能，将"number"调入"Frequency Variable:"列表框。单击"OK"按钮，完成权重定义。

　　（3）选择"Analyze"菜单中的"Survival"命令，展开下一级菜单。

　　（4）选择"Life Tables"命令，弹出"Life Tables"对话框。将"time"调入"Time:"列表框，在"Display Time Intervals"选项组中输入"5""1"，将"status"调入"Status:"列表框；单击"Define Event"按钮，弹出"Life Tables:Define Event for Status Variable"对话框，设置"Single value:"为"1"，表示"1"为终点事件，如图 11-8 所示。

　　（5）单击"Continue"按钮，关闭"Life Tables:Define Event for Status Variable"对话框。

　　（6）单击"Options"按钮，弹出"Life Tables: Options"对话框，在"Plots"选项中，选中"Survival"复选框。

　　（7）单击"Continue"按钮，关闭"Life Tables: Options"对话框。

（8）单击"OK"按钮，即可输出结果。

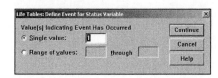

图 11-8 "Life Tables: Define Event for Status Variable"对话框

## 3. 结果分析

图 11-9 所示是寿命表方法统计描述结果，其生存曲线如图 11-10 所示。

This subfile contains:      11 observations

Life Table

Survival Variable    TIME

| Intrvl Start Time | Number Entrng this Intrvl | Number Wdrawn During Intrvl | Number Exposd to Risk | Number of Termnl Events | Propn Termi-nating | Propn Sur-viving | Cumul Propn Surv at End | Proba-bility Density | Hazard Rate |
|---|---|---|---|---|---|---|---|---|---|
| 0.0 | 61.0 | 2.0 | 60.0 | 3.0 | 0.050 0 | 0.950 0 | 0.950 0 | 0.050 0 | 0.051 3 |
| 1.0 | 56.0 | 1.0 | 55.5 | 9.0 | 0.162 2 | 0.837 8 | 0.795 9 | 0.154 1 | 0.176 5 |
| 2.0 | 46.0 | 0.0 | 46.0 | 10.0 | 0.217 4 | 0.782 6 | 0.622 9 | 0.173 0 | 0.243 9 |
| 3.0 | 36.0 | 1.0 | 35.5 | 22.0 | 0.619 7 | 0.380 3 | 0.236 9 | 0.386 0 | 0.898 0 |
| 4.0 | 13.0 | 1.0 | 12.5 | 2.0 | 0.160 0 | 0.840 0 | 0.199 0 | 0.037 9 | 0.173 9 |
| 5.0+ | 10.0 | 2.0 | 9.0 | 8.0 | 0.888 9 | 0.111 1 | 0.022 1 | ** | ** |

** These calculations for the last interval are meaningless.

The median survival time for these data is     3.32

| Intrvl Start Time | SE of Cumul Surviving | SE of Proba-bility Density | SE of Hazard Rate |
|---|---|---|---|
| 0.0 | 0.028 1 | 0.028 1 | 0.029 6 |
| 1.0 | 0.052 6 | 0.047 2 | 0.058 6 |
| 2.0 | 0.063 5 | 0.049 7 | 0.076 6 |
| 3.0 | 0.056 2 | 0.064 2 | 0.171 1 |
| 4.0 | 0.053 2 | 0.026 2 | 0.122 5 |
| 5.0+ | 0.021 7 | ** | ** |

图 11-9 寿命表方法统计描述结果

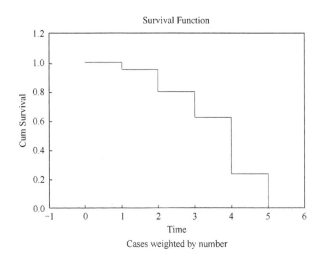

图 11-10　卵巢癌患者生存曲线图

其各项说明如下。

Intrvl Start Time：生存时间的组段下限。

Number Entrng this Intrvl：进入该组段的例数。

Number Wdrawn During Intrvl：该组段的截尾例数。

Number Exposd to Risk：暴露于危险因素的例数，即校正人数。

Number of Termnl Events：出现所有关心事件的例数，即转移例数。

Propn Terminating：各组转移概率（死亡概率）。

Propn Surviving：各组未转移概率（生存概率）。

Cumul Propn Surv at End：生存概率的累积。

Probability Density：概率密度。

Hazard Rate：风险率。

The median survival time for these data is 3.32：表示中位生存时间为 3.32 年。

SE of Cumul Surviving：生存函数估计的标准误。

SE of Probability Density：概率密度的标准误。

SE of Hazard Rate：风险率的标准误。

# 11.4　Log-rank 检验

用 11.3 节介绍的方法估计不同样本的生存率及其中位生存期等统计量，可以绘制生存曲线来直观地比较不同样本的生存情况。然而，样本率不同也可能是抽样误差所致，故需要对总体的生存曲线进行假设检验。例如，在随访研究中，将确诊某病患者随机分配到不同治疗组，记录所有患者生存时间，并进行整个生存曲线的组间比较，以评价不同治疗方案的优劣。

**1. 例题与数据文件的建立**

【例 11.3】24 例肺癌患者经随机化分配到放疗组和放化疗联合组，从缓解出院日开始随访，随访时间（月）如下，试比较放疗组和放化疗联合组患者的生存曲线有无差别。

放疗组：10+、2、12、13+、18+、6、19、26+、9、8、9、4、31、24。

联合组：2、13+、7、11、6+、1+、11+、3+、17、7。

数据输入：在 SPSS 数据编辑窗口建立数据库，时间定义为变量"time"，结局定义为变量"status"，即"0"为结尾，"1"为终点事件，不同治疗组定义为变量"组别"，即"1"为放疗组，"2"为联合组，创建数据文件，并命名为"li11-3.sav"。该数据文件如图 11-11 所示。

**2. 利用 SPSS 进行分析**

（1）在 SPSS 中调出数据文件"li11-3.sav"。

（2）选择"Analyze"菜单中的"Survival"命令，展开下一级菜单。

（3）选择"Kaplan-Meier"命令，弹出"Kaplan-Meier"对话框。将"time"调入"Time:"列表框，将"组别"调入"Factor:"列表框，将"status"调入"Status:"列表框；单击"Define Event"按钮，弹出"Kaplan-Meier:Define Event for Status Variable"

|  | time | status | 组别 |
|---|---|---|---|
| 1 | 10 | 0 | 1 |
| 2 | 2 | 1 | 1 |
| 3 | 12 | 1 | 1 |
| 4 | 13 | 0 | 1 |
| 5 | 18 | 0 | 1 |
| 6 | 6 | 1 | 1 |
| 7 | 19 | 1 | 1 |
| 8 | 26 | 0 | 1 |
| 9 | 9 | 1 | 1 |
| 10 | 8 | 1 | 1 |
| 11 | 9 | 0 | 1 |
| 12 | 4 | 0 | 1 |
| 13 | 31 | 1 | 1 |
| 14 | 24 | 1 | 1 |
| 15 | 2 | 1 | 2 |
| 16 | 13 | 0 | 2 |
| 17 | 7 | 1 | 2 |
| 18 | 11 | 1 | 2 |
| 19 | 6 | 0 | 2 |
| 20 | 1 | 0 | 2 |
| 21 | 11 | 0 | 2 |
| 22 | 3 | 0 | 2 |
| 23 | 17 | 1 | 2 |
| 24 | 7 | 1 | 2 |

图 11-11 数据文件"li11-3.sav"

对话框，设置"Single value:"为"1"，表示"1"为终点事件，如图 11-12 所示。

（4）单击"Continue"按钮，关闭"Kaplan-Meier:Define Event for Status Variable"对话框。

（5）单击"Compare Factor"按钮，弹出"Kaplan-Meier: Compare Factor Levels"对话框，在"Test Statistics"选项组中，选中"Log rank"复选框，如图 11-13 所示。

（6）单击"Continue"按钮，关闭"Kaplan-Meier: Compare Factor Levels"对话框。

（7）单击"OK"按钮，输出结果。

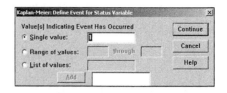

图 11-12　"Kaplan-Meier: Define Event for Status Variable" 对话框

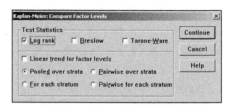

图 11-13　"Kaplan-Meier: Compare Factor Levels" 对话框

## 3. 结果分析

图 11-14 所示是 Log-rank 检验分析结果。

Survival Analysis for TIME
Factor 组别=1.00

| Number of Cases: 14 | Censored: 6 | （42.86%） | | Events: 8 |
|---|---|---|---|---|
| | Survival Time | Standard Error | | 95% Confidence Interval |
| Mean: | 18.79 | 3.26 | | （12.40, 25.17） |
| Median: | 19.00 | 7.87 | | （3.58, 34.42） |

Survival Analysis for TIME
Factor 组别=2.00

| Number of Cases: 10 | Censored: 5 | （50.00%） | | Events: 5 |
|---|---|---|---|---|
| | Survival Time | Standard Error | | 95% Confidence Interval |
| Mean: | 11.48 | 2.22 | | （7.12, 15.84） |
| Median: | 11.00 | 5.10 | | （1.01, 20.99） |

—

Survival Analysis for TIME

| | | Total | Number Events | Number Censored | Percent Censored |
|---|---|---|---|---|---|
| 组别 | 1 | 14 | 8 | 6 | 42.86 |
| 组别 | 2 | 10 | 5 | 5 | 50.00 |

图 11-14　Log-rank 检验分析结果（主要部分）

| Overall | 24 | 13 | 11 | 45.83 |
|---|---|---|---|---|
| Test Statistics for Equality of Survival Distributions for 组别 | | | | |
| | Statistic | df | Significance | |
| Log-rank | 1.64 | 1 | 0.200 1 | |

图 11-14（续）

Log-rank 检验结果：统计量为"1.64"，自由度为"1"，$p$ 为"0.200 1"，大于 0.05，差异无统计学意义。

# 参 考 文 献

[1] ZHANG L, WANG H, LI Q, et al. Big data and medical research in China[J]. BMJ, 2018, 360: 5910.

[2] 段永璇，常文华，谷景亮，等. 医学信息采集的策略与方法[J]. 中华医学图书情报杂志，2016，25（9）：18-21.

[3] 何节义，成佩霞，胡国清. 我国现有数据来源对四个重大发展规划健康指标覆盖情况的分析[J]. 中国卫生统计，2019，36（2）：189-195.

[4] 龚著琳. 生物医学数据挖掘[M]. 上海：上海科学技术出版社，2011.

[5] 章鸣嬡，张璇，郭欣，等. 基于 SEER 数据库利用机器学习方法分析乳腺癌的预后因素[J]. 北京生物医学工程，2019（5）：486-491.

[6] 王锌铮，骆红斌，冷志伟. 某中医药大学医学生体质结构特征的聚类分析[J]. 中国学校卫生，2021（6）：922-924.

[7] 刘超，陈恒文，刘兰椿，等. 基于多种算法对冠心病不稳定型心绞痛肾虚血瘀证诊断模型的研究[J]. 世界科学技术-中医药现代化，2021（11）：3839-3845.

[8] BOFFA D, ROSEN J E, MALLINK, et al. Using the National Cancer Database for Outcomes Research: a Review[J]. Jama oncology, doi: 10.1001/JAMA Oncology, 2017, 6905.

[9] NAGY A, LÁNCZKY A, MENYHÁRT O, et al. Validation of miRNA prognostic power in hepatocellular carcinoma using expression data of independent datasets[J]. Scientific reports, 2018, 8: 9227.

[10] 增基，吴鹏森，苏振芳. 现代社会调查方法[M]. 上海：上海人民出版社，2018.

[11] 赵广辉. Python 语言及其应用[M]. 北京：中国铁道出版社，2019.

[12] 万里鹏. 非结构化到结构化数据转换的研究与实现[D]. 成都：西南交通大学，2013.

[13] 谢剑，周小茜，童凌，等. 基于中文分词的电子病历数据挖掘技术[J]. 湖南科技学院学报，2016，37（10）：54-59.

[14] 包小源，黄婉晶，张凯，等. 非结构化电子病历中信息抽取的定制化方法[J]. 北京大学学报（医学版），2018，50（2）：256-263.

[15] 杨露菁，吉文阳，郝卓楠，等. 智能图像处理及应用[M]. 北京：中国铁道出版社，2019.

[16] 王保加，潘海为，谢晓芹，等. 基于多模态特征的医学图像聚类方法[J]. 计算机科学与探索，2018，12（3）：411-422.

[17] 武瑞仙，周红. 浅谈医学数据常见质量问题及其清洗方法[J]. 科技咨询，2016，14（6）：150.

[18] 史周华，何雁. 中医药统计学与软件应用[M]. 北京：中国中医药出版社，2017.

[19] 郝志峰. 数据科学与数学建模[M]. 武汉：华中科技大学出版社，2019.

[20] 刘尚辉，王露，郑德禄. Apriori 关联规则在甲状腺结节病案分析中的应用[J]. 中国卫生统计，2011，28（2）：178-179.

[21] 刘尚辉，娄岩，邓妍，等. 我国大陆地区各省不同类型病毒性肝炎报告发病率的系统聚类分析[J]. 实用预防医学，2014，21（6）：641-644.

[22] 北京日报客户端. 国际首个完整新冠病毒真实结构 3D 图出炉，清华联合发布[EB/OL]. （2021-01-25）[2021-06-25]. https://baijiahao.baidu.com/s?id=1689855343543553593&wfr=spider&for=pc.

[23] 仇丽霞. 医学统计学[M]. 3 版. 北京：中国协和医科大学出版社，2018.

[24] ZHANG M, WANG Y, WANG Y, et al. Integrative analysis of DNA methylation and gene expression to determine specific diagnostic biomarkers and prognostic biomarkers of breast cancer[J]. Frontiers in cell and developmental biology, 2020: 8.

[25] KABACOFF R I. R 语言实战[M]. 王小宁，刘撷芯，黄俊文，等译. 2 版. 北京：人民邮电出版社，2013.

[26] 张铁军，陈兴栋，刘振球. R 语言与医学统计图形[M]. 北京：人民卫生出版社，2019.

[27] BAO X, SHI R, ZHAO T, et al. Integrated analysis of single-cell RNA-seq and bulk RNA-seq unravels tumour heterogeneity plus m2-like tumour-associated macrophage infiltration and aggressiveness in TNBC[J]. Cancer immunology and immunotherapy, 2019 (20): 257-272.

[28] 孟宪泽, 万旭英, 等. 新型冠状病毒肺炎患者中医辨证规律[J]. 第二军医大学学报, 2020, 41 (5): 493-497.

[29] LONG J, XIONG J, BAI Y, et al. Construction and investigation of a lncRNA-Associated ceRNA regulatory network in cholangiocarcinoma[J]. Frontiers in oncology, 2019, 9:649.

[30] 知乎. 你会画这种富集圈图吗? [EB/OL]. (2020-11-09) [2021-07-09]. https://zhuanlan.zhihu.com/p/281440682? tm_source= wechat_session.

[31] QIE C, JIANG J, LIU W, et al. Single-cell RNA-seq reveals the transcriptional landscape and heterogeneity of skin macrophages in vsir-/-murine psoriasis[J]. Theranostics, 2020, 10(23): 10483-10497.

[32] DOMINGO FERNANDEZ D, BAKSI S, SCHULTZ B T, et al. COVID-19 knowledge graph: a computable, multi-modal, cause-and-effect knowledge model of COVID-19 pathophysiology[J]. Bioinformatics, doi: 10.1093/bioinformatics/btaa834, 2020.

[33] 代涛. 中华医学百科全书: 医学信息学[M]. 北京: 中国协和医科大学出版社, 2017.

[34] 饶绍奇. 中华医学统计百科全书: 遗传统计分册[M]. 北京: 中国统计出版社, 2013.

[35] CSDN. 差异分析流程(五)三大 R 包比较[EB/OL]. (2019-12-19) [2021-05-19]. https://blog.csdn.net/weixin_45161743/article/details/103536523.

[36] 陈大方. 医学大数据挖掘方法与应用[M]. 北京: 北京大学医学出版社, 2020.

[37] 樊龙江. 生物信息学[M]. 杭州: 浙江大学出版社, 2017.

[38] 高山, 欧剑虹, 肖凯. R 语言与 Bioconductor 生物信息学应用[M]. 天津: 天津科技翻译出版社, 2014.

[39] GUAN Y J, MA J Y, SONG W. Identification of circRNA–miRNA–mRNA regulatory network in gastric cancer by analysis of microarray data[J]. Cancer cell international, 2019, 19 (1).

[40] XIONG D, DANG Y, LIN P, et al. A circRNA–miRNA–mRNA network identification for exploring underlying pathogenesis and therapy strategy of hepatocellular carcinoma[J]. Journal of translation medicine, 2018, 16: 220.

[41] ZHAI T, MUHANHALI D, JIA X, et al. identification of gene co-expression modules and hub genes associated with lymph node metastasis of papillary thyroid cancer[J]. Endocrine, 2019, 66 (3):573-584.

[42] 苏式兵, 许锦文. 生命科学前沿技术与中医药研究[M]. 上海: 上海浦江教育出版社, 2013.

[43] 王露, 郑夺, 贾淑杰. 网络药理学在呼吸系统疾病中的应用[J]. 天津药学, 2020, 32 (1): 69-73.

[44] 高杉, 李琳, 徐一兰, 等. 网络药理学在中药领域中的研究进展与应用策略[J]. 中草药, 2019, 50 (10): 2257-2265.

[45] 刘睿, 李新宇, 李亚卓, 等. 网络毒理学及其在中药毒性成分预测中的应用研究[J]. 药物评价研究, 2018, 41 (5): 709-715.

[46] 周文霞, 程肖蕊, 张永祥. 网络药理学: 认识药物及发现药物的新理念[J]. 中国药理学与毒理学杂志, 2012, 26 (1): 4-9.

[47] RU J, LI P, WANG J, et al. TCMSP: a database of systems pharmacology for drug discovery from herbal medicines[Z]. Journal of cheminformatic, 2014, 6(1): 13.

[48] YE H, YE L, KANG H, et al. HIT: linking herbal active ingredients to targets[J]. Nucleic acids research, 2011, 39:1055-1059.

[49] DAINA A, MICHIELIN O, ZOETE V. SwissTargetPrediction: updated data and new features for efficient prediction of protein targets of small molecules[J]. Nucleic acids research, 2019 (47): 357-364.

[50] LIU X F, OUYANG S, YU B, et al. PharmMapper Server: a web server for potential drug target identification using pharmacophore mapping approach[J]. Nucleic acids research, 2010, 38: 609-614.

[51] 刘广欣, 赵泽丰, 解景, 等. 基于药效团和分子对接技术对甘草中 AChE 抑制成分的虚拟筛选[J]. 中国中药杂志, 2020, 45 (10): 2431-2438.

[52] 李永健, 陈喜. 分子模拟基础[M]. 武汉: 华中师范大学出版社, 2011.

[53] PAGADALA N S, SYED K, TUSZYNSKI J. Software for molecular docking: a review[J]. Biophysical reviews, 2017, 9(2): 91-102.

[54] WANG Z, SUN H, YAO X, et al. Comprehensive evaluation of ten docking programs on a diverse set of protein-ligand complexes: the prediction accuracy of sampling power and scoring power[J]. Physical chemistry chemical physics, 2016, 18(18): 12964-12975.

[55] LIU S , WANG R , LOU Y , et al. Uncovering the mechanism of the effects of pien-tze-huang on liver cancer using network pharmacology and molecular docking[J]. Evidence-based complementary and alternative medicine, 2020(6): 4863015.

[56] 张文彤, 闫洁. SPSS 统计分析基础教程[M]. 北京: 高等教育出版社, 2005.

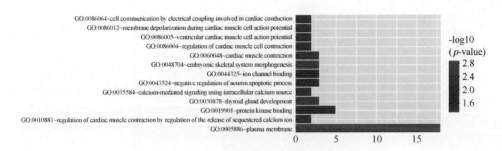

彩图 1　表示 GO 富集分析的简单条形图

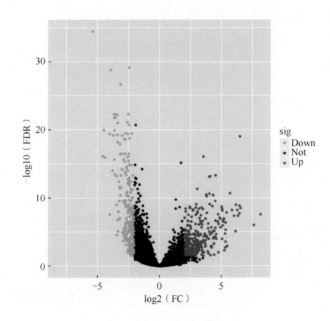

彩图 2　用火山图展示差异基因

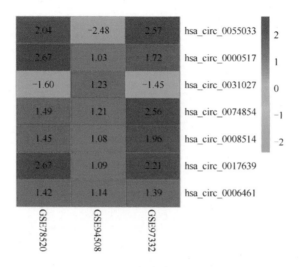

彩图 3 用热图展示差异基因

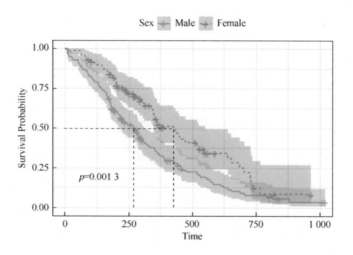

彩图 4 不同性别肺癌患者生存曲线

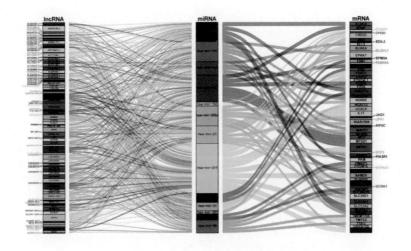

彩图 5  ceRNA 调控网络桑基图

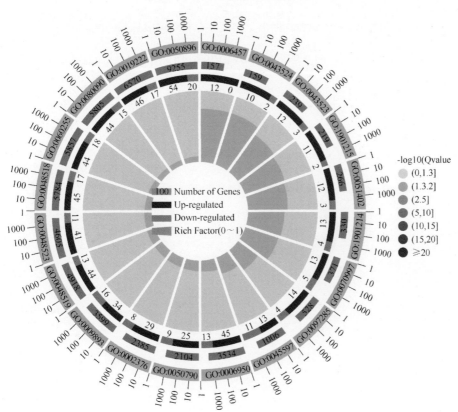

彩图 6  富集圈图

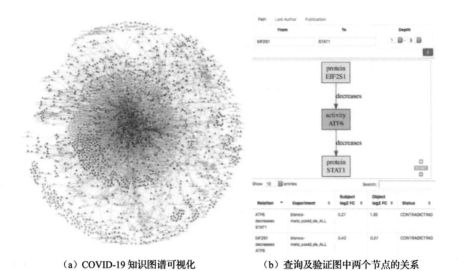

（a）COVID-19 知识图谱可视化　　　　　（b）查询及验证图中两个节点的关系

彩图 7　COVID-19 知识图谱

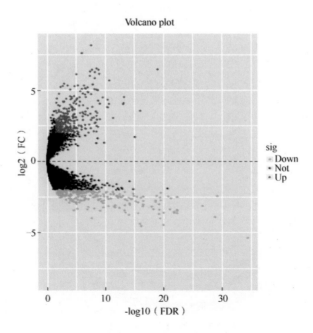

彩图 8　TCGA 数据库中甲状腺癌的 lncRNA 火山图

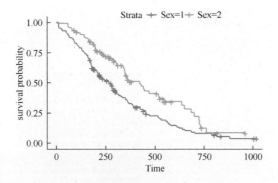

**彩图 9　Cox lung 数据的 KM 生存曲线**

注：lung 数据集中的男女性别没有明确给出，所以用 Sex1 和 Sex2 区分不同的性别组。

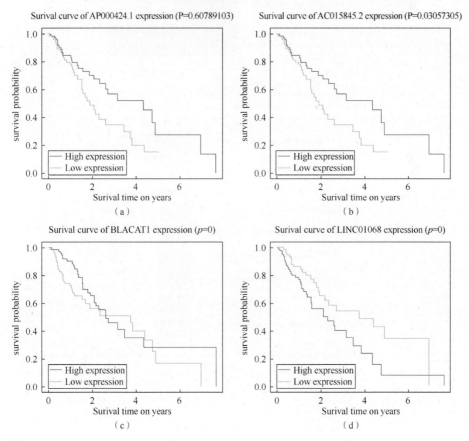

**彩图 10　食管癌四个 lncRNA 的生存曲线**

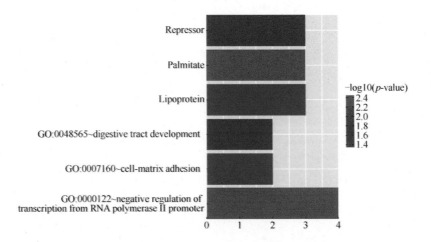

彩图 11　GO 可视化分析图

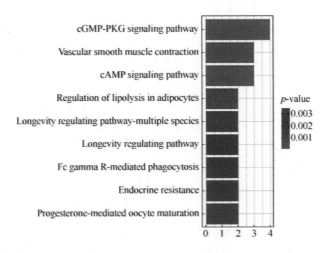

彩图 12　KEGG 可视化分析图

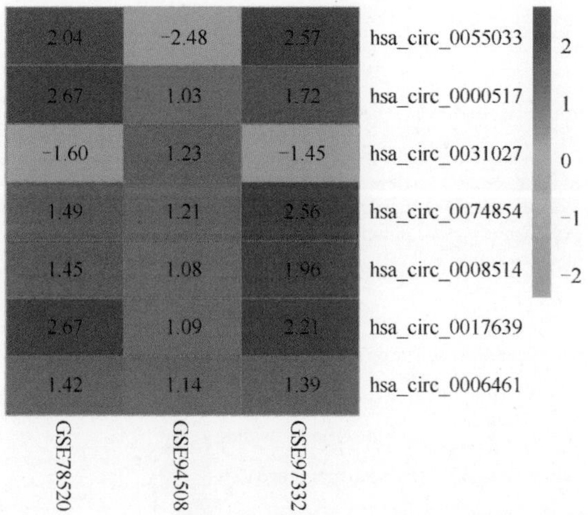

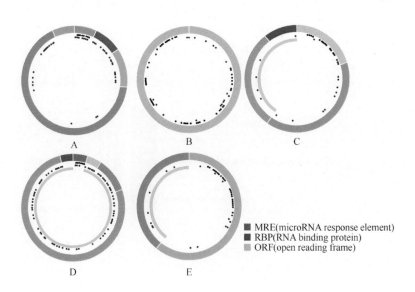

彩图 13　三个数据集中共有的 7 个 DEcircRNA 的热图

彩图 14　5 个 circRNA 的基本结构模式

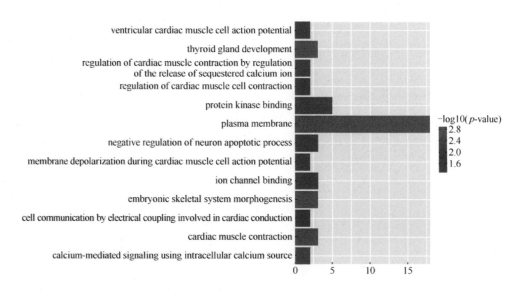

彩图 15　GO 富集分析

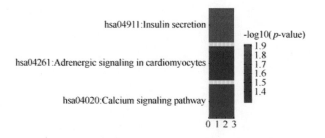

彩图 16　KEGG 分析

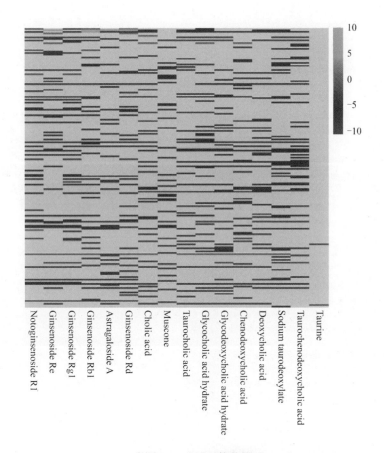

彩图 17 分子对接热图

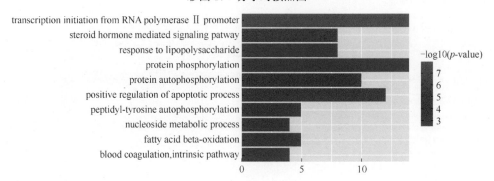

彩图 18 GO 生物功能过程分析

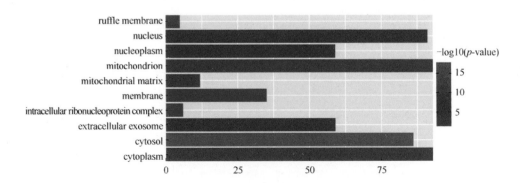

彩图 19　GO 细胞组成分析

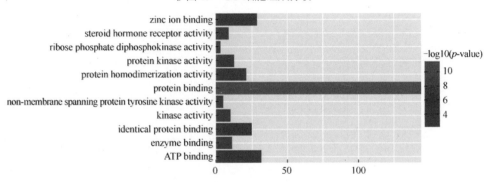

彩图 20　GO 分子功能分析

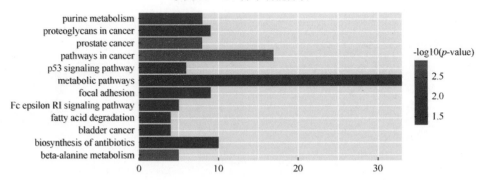

彩图 21　KEGG 信号通路分析